国家卫生健康委员会"十三五"规划教材

高等卫生职业教育应用技能型规划教材

供护理、助产专业用

社区护理

第2版

主　编　姜新峰　王秀清

副主编　张　宏　吴文君　吕雨梅　邓　红

人民卫生出版社

·北京·

图书在版编目（CIP）数据

社区护理 / 姜新峰，王秀清主编 . —2 版 . —北京：
人民卫生出版社，2020.10（2022.12重印）

ISBN 978-7-117-30489-4

Ⅰ.①社… Ⅱ.①姜…②王… Ⅲ.①社区 – 护理学
– 医学院校 – 教材 Ⅳ.①R473.2

中国版本图书馆 CIP 数据核字（2020）第 185035 号

| 人卫智网 | www.ipmph.com | 医学教育、学术、考试、健康，购书智慧智能综合服务平台 |
| 人卫官网 | www.pmph.com | 人卫官方资讯发布平台 |

社 区 护 理
Shequ Huli
第 2 版

主　　编：姜新峰　王秀清
出版发行：人民卫生出版社（中继线 010-59780011）
地　　址：北京市朝阳区潘家园南里 19 号
邮　　编：100021
E - mail：pmph @ pmph.com
购书热线：010-59787592　010-59787584　010-65264830
印　　刷：人卫印务（北京）有限公司
经　　销：新华书店
开　　本：850×1168　1/16　印张：12
字　　数：314 千字
版　　次：2016 年 7 月第 1 版　　2020 年 10 月第 2 版
印　　次：2022 年 12 月第 5 次印刷
标准书号：ISBN 978-7-117-30489-4
定　　价：36.00 元

打击盗版举报电话：010-59787491　E-mail：WQ @ pmph.com
质量问题联系电话：010-59787234　E-mail：zhiliang @ pmph.com

编者名单

主　编　姜新峰　王秀清

副主编　张　宏　吴文君　吕雨梅　邓　红

编　者（以姓氏笔画为序）

王秀清（沧州医学高等专科学校）

王媛媛（河北女子职业技术学院）

邓　红（江西卫生职业学院）

吕雨梅（哈尔滨医科大学大庆校区）

朱银龙（安徽卫生健康职业学院）

刘　凌（皖北卫生职业学院）（兼秘书）

刘宝莉（伊春职业学院）

孙南竹（甘肃卫生职业学院）

李彩娣（甘肃医学院）

吴文君（重庆三峡医药高等专科学校）

吴秋平（阳泉职业技术学院）

汪婷婷（安庆医药高等专科学校）

张　宏（大庆医学高等专科学校）

陈　刚（赣南卫生健康职业学院）

姜新峰（皖北卫生职业学院）

熊瑞锦（唐山职业技术学院）

数字内容编者名单

主　编　姜新峰　王秀清

副主编　张　宏　吴文君　吕雨梅　邓　红

编　者　(以姓氏笔画为序)

王秀清 (沧州医学高等专科学校)

王媛媛 (河北女子职业技术学院)

邓　红 (江西卫生职业学院)

吕雨梅 (哈尔滨医科大学大庆校区)

朱银龙 (安徽卫生健康职业学院)

刘　凌 (皖北卫生职业学院)

刘宝莉 (伊春职业学院)

孙南竹 (甘肃卫生职业学院)

李彩娣 (甘肃医学院)

吴文君 (重庆三峡医药高等专科学校)

吴秋平 (阳泉职业技术学院)

汪婷婷 (安庆医药高等专科学校)

张　宏 (大庆医学高等专科学校)

陈　刚 (赣南卫生健康职业学院)

姜新峰 (皖北卫生职业学院)

熊瑞锦 (唐山职业技术学院)

修订说明

2017 年国务院办公厅印发《关于深化医教协同进一步推进医学教育改革与发展的意见》(以下简称《意见》),对医学教育的改革与发展提出了新要求,也为卫生职业教育改革指明了方向。为进一步落实《意见》精神,2018 年,在新一届高等卫生职业教育应用技能型规划教材评审委员会全程指导和参与下,人民卫生出版社启动了第二轮高等卫生职业教育应用技能型规划教材修订工作。

2019 年 1 月,国务院印发了《国家职业教育改革实施方案》(以下简称《实施方案》),指出:"建设一大批校企'双元'合作开发的国家规划教材,倡导使用新型活页式、工作手册式教材并配套开发信息化资源","专业教材随信息技术发展和产业升级情况及时动态更新",为教材体系建设与改革进一步指明了科学方向。

新一轮应用技能型规划教材修订紧密对接新时代健康中国高质量卫生人才培养需求,依据最新版《高等职业学校护理专业教学标准》,坚持立德树人,继续着力体现"以服务为宗旨,以就业为导向,以能力为本位"的人才培养模式,强调应用技能型人才成长规律,在教材编写和资源建设两个方面全面推进。尤其是教学资源,以原有成果为基础,突出新思路、新技术、新形式,体现新内涵、新资源、新变化。本轮修订基本原则:

1. 适应人才培养需求 教材修订按照《实施方案》中"从 2019 年开始,在职业院校、应用型本科高校启动'学历证书 + 若干职业技能等级证书'制度试点(以下称 1+X 证书制度试点)工作"的要求,着重夯实"1"所代表的卫生职业院校教育教学基本要求,同时兼顾"X"所代表的卫生与健康行业需求及职业能力体现。尝试卫生职业教育与卫生行业能力需求同向同行,适应卫生职业教育人才培养需求,贯彻"思维与技能并重,医学与人文融通,学习与服务互动"的卫生职业教育改革理念,将医德养成、医学人文教育融入专业教育。

2. 服务专业发展 突出新时代育人导向,体现"敬佑生命、救死扶伤、甘于奉献、大爱无疆"的卫生与健康工作者精神。强化护理、助产专业特色,重视整体护理观,贯穿"以人的健康为中心"的优质护理理念,应用护理程序工作方法,提高学生的整体职业素养。

3. 强化"医教协同、产教融合" 校企"双元"编写,临床一线专家参与教材编写。注重学生临床思维能力训练,注重与职业岗位需求对接,将临床实践融入教材与教学资源。

4. 继续"融合"创新 融合需求、融合情感、融合标准、融合准入、融合资源,在封面设置开放式二维码——"主编说"。通过 AR、视频、动画等形式,进一步增强纸数资源的适用性与协同性,打造具有新时代内涵的高等卫生职业教育融合教材。

第二轮高等卫生职业教育应用技能型规划教材共 48 种,将于 2020 年 3 月前陆续出版,供各卫生职业院校选用。

教材目录

序号	申报教材	专业	主编
1	人体解剖学与组织胚胎学（第2版）	供护理、助产、临床医学等相关专业用	任 晖 乔跃兵
2	正常人体结构（第2版）	供护理、助产专业用	夏广军 陈地龙
3	正常人体功能（第2版）	供护理、助产专业用	彭 波 杨宏静
4	生物化学（第2版）	供护理、助产、临床医学等相关专业用	张又良 刘 军
5	生理学（第2版）	供护理、助产、临床医学等相关专业用	杨桂染 周晓隆
6	病原生物与免疫学（第2版）	供护理、助产、临床医学等相关专业用	曹德明 吴秀珍
7	病理学与病理生理学（第2版）	供护理、助产、临床医学等相关专业用	张军荣 李 夏
8	疾病学基础	供护理、助产等相关专业用	夏广军 吴义春
9	药理学（第2版）	供临床医学、护理、助产等相关专业用	孙宏丽 田卫东
10	护理药理学（第2版）	供护理、助产专业用	黄 刚 刘 丹
11	健康评估（第2版）	供护理、助产专业用	杨 颖 高井全
12	护理学基础（第2版）	供护理、助产专业用	程玉莲 赵国琴
13	护理学导论（第2版）	供护理、助产专业用	张琳琳 王慧玲
14	基础护理技术（第2版）	供护理、助产专业用	周春美 陈焕芬
15	内科护理（第2版）	供护理、助产专业用	马秀芬 王 婧
16	外科护理（第2版）	供护理、助产专业用	郭书芹 王叙德
17	妇产科护理（第2版）	供护理、助产专业用	李淑文 王丽君
18	儿科护理（第2版）	供护理、助产专业用	张玉兰 卢敏芳
19	母婴护理	供护理、助产专业用	单伟颖 蒋 莉
20	儿童护理	供护理、助产专业用	罗玉琳 熊杰平
21	成人护理（上册）	供护理、助产专业用	黄永平 王荣俊
22	成人护理（下册）	供护理、助产专业用	王荣俊 周俊杰

序号	申报教材	专业	主编	
23	老年护理（第2版）	供护理、助产专业用	刘梦婕	
24	急危重症护理（第2版）	供护理、助产专业用	狄树亭	万紫旭
25	眼耳鼻咽喉口腔科护理（第2版）	供护理、助产专业用	桂 平	张爱芳
26	中医护理（第2版）	供护理、助产专业用	屈玉明	才晓茹
27	精神科护理（第2版）	供护理、助产专业用	高健群	马文华
28	社区护理（第2版）	供护理、助产专业用	姜新峰	王秀清
29	营养与膳食（第2版）	供护理、助产专业用	林 杰	唐晓武
30	传染病护理（第2版）	供护理、助产专业用	孙美兰	
31	遗传与优生	供助产专业用	王洪波	王敬红
32	助产学	供助产专业用	郭艳春	王玉蓉
33	妇科护理	供助产专业用	杨淑臻	郭雅静
34	母婴保健	供助产专业用	王黎英	
35	护理管理（第2版）	供护理、助产专业用	周更苏	周建军
36	护理礼仪与美学（第2版）	供护理、助产专业用	袁慧玲	蔡季秋
37	护理心理学基础（第2版）	供护理、助产专业用	孙 萍	崔秀娟
38	护理伦理学基础（第2版）	供护理、助产专业用	杨金奎	杨云山
39	护理技能综合实训（第2版）	供护理、助产专业用	卢玉彬	臧谋红
40	医护英语	供高等卫生职业教育各专业用	秦博文	刘清泉
41	医用化学（第2版）	供高等卫生职业教育各专业用	段卫东	陈 霞
42	医学生应用文写作（第2版）	供高等卫生职业教育各专业用	冉隆平	舒 洁
43	计算机应用基础（第2版）	供高等卫生职业教育各专业用	敬国东	王 博
44	卫生法律法规（第2版）	供高等卫生职业教育各专业用	苏碧芳	陈兰云
45	体育与健康（第2版）	供高等卫生职业教育各专业用	李连芝	郭章杰
46	大学生心理健康（第2版）	供高等卫生职业教育各专业用	王江红	
47	人际沟通（第2版）	供护理、助产专业用	韩景新	
48	职业生涯规划与就业指导（第2版）	供高等卫生职业教育各专业用	周武兵	施向阳

第二届高等卫生职业教育应用技能型规划教材评审委员会

融合教材使用说明

　　本套教材以融合教材形式出版,即融合纸书内容与数字服务的教材,每本教材均配有特色的数字内容,读者阅读纸书的同时可以通过扫描书中二维码阅读线上数字内容。

如何获取本书配套数字服务?

第一步：安装 APP 并登录

扫描右侧二维码,下载安装"人卫图书增值"

APP,注册或使用已有人卫账号登录

第二步：扫描封底二维码

使用 APP 中"扫码"功能,

扫描教材封底圆标二维码

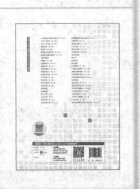

第三步：输入激活码,获取服务

刮开封底圆标二维码下方灰

色涂层,获得激活码,输入即

可获取服务

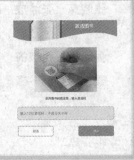

前　言

随着我国卫生体制的改革,社区护理服务需求在迅速增长,社区护理作为社区卫生服务的重要组成部分,越来越受到各级卫生机构的重视。

社区护理是在公共卫生学与护理学等相关学科理论基础上逐步形成的用以促进和维护社区人群健康的一门应用性学科。基于现阶段国家社区卫生服务改革发展的特点,结合社区护理发展的需求,在社区护理理论和实践两个层面上,要求护理(助产)专业的学生,充分认识社区护理的重要性,树立整体护理和预防保健的大卫生观念,掌握社区护理、社区预防保健的基本理论、基本知识及基本技能,为毕业后从事社区护理工作以及专业发展奠定基础。

全书共分为十六章,包括社区卫生服务与社区护理、护理程序在社区护理中的应用、流行病学与统计学在社区护理中的应用、社区家庭护理、社区环境与健康、社区居民健康档案的种类和内容、社区健康管理与亚健康人群管理、社区健康教育与健康促进、社区儿童及青少年健康管理与护理、社区妇女健康管理与护理、社区老年人健康管理与护理、社区常见慢性病管理与护理、社区人群心理健康护理、社区传染病预防与控制、社区康复护理、三级预防与社区救护。在呈现形式上,力求创新,正文中每章设有学习目标、考点提示,以明确学习要求。文中设有导入情景,并提出工作任务和问题,学生可以以工作任务和问题为导向进行学习,激发学生学习兴趣。本书最大创新之处是增设了富媒体部分,包括"扫一扫,自学汇""扫一扫,看总结""扫一扫,测一测"。其中"扫一扫,自学汇"是针对全书重点内容专门为学习者制作的PPT,"扫一扫,测一测"附参考答案及解析,可供学生自我检测学习效果。

本教材主要作为高等卫生职业教育护理、助产专业的教学用书,也可作为各级社区护士及护理管理人员的学习用书。

本教材是集体智慧的结晶,各位编委认真负责,对于大家的辛勤劳动表示衷心的感谢!本教材在编写过程中得到了编者所在院校的鼎力支持,在此一并表示感谢!

由于水平有限,书中疏漏之处在所难免,恳请专家和读者批评指正。

教学大纲
(参考)

姜新峰　王秀清

2020 年 7 月

目　录

第一章　社区卫生服务与社区护理

扫一扫，
自学汇

 学习目标

1. 掌握社区、社区卫生服务、社区护理定义；社区要素与功能；社区护理特点。

2. 熟悉社区卫生服务内容与特点；社区护理工作内容；社区护士任职条件。

3. 了解社区卫生服务方式与服务机构；社区护理工作方法；社区护士的角色及应具有的能力；国内外社区护理发展。

4. 能正确运用所学知识和技能开展社区护理工作，积极参与社区卫生服务活动。

5. 具有与社区居民进行良好沟通的能力。

健康是人全面发展的基础，社区卫生服务是促进和维护健康的基本保障。开展社区卫生服务是我国卫生服务体系的重大变革，而社区护理在社区卫生服务工作中发挥着重要作用。作为社区护士应掌握社区护理的特点，熟悉社区护理工作内容，以便为社区居民提供预防、保健、护理及康复等综合性卫生服务。

第一节　社区与社区卫生服务

导入情景

一位85岁的老先生来到社区卫生服务站，医护人员热情接待了他。他说："我患高血压、糖尿病20年了，来这里就是想量量血压，血糖你们测不准……"医护人员为他进行了血压测量等检查后，告诉他有发生糖尿病足的危险，讲解了触摸足背动脉的方法和意义，并教会他如何测试洗脚水的温度及如何正确洗脚。老人感动地说："太好了，我以后就来这里看病，你们很负责，看病很细心，我在大医院也得不到这样细致的服务。"

工作任务：

1. 请对社区医护人员的服务进行正确评价。

2. 说出社区卫生服务特点。

3. 说出社区卫生服务的范围及服务方式。

一、社区

(一) 社区定义

社区（community）一词来源于拉丁语，原意是团体、共同。世界卫生组织（WHO）认为："社区是由共同地域、共同价值或利益体系所决定的社会群体。其成员之间相互认识、相互沟通及影响，在一定的社会结构及范围内产生和表现其社会规范、社会利益、价值观念及社会体系，并完成其功能。"

我国著名社会学家费孝通先生于 1933 年首次将英文的"community"译为"社区"，并根据我国社区的特点将其定义为："社区是由若干社会群体（家庭、氏族）或社会组织（机关、团体）聚集在某一地域里所形成的一个生活上相互关联的大集体。"

考点提示：社区定义

根据社会学理论和我国的实际情况，一般认为：社区是指居住在一定地域范围内的人们所组成的社会生活共同体。具体指在一定地域发生各种社会关系和进行社会活动、有特定的生活方式且有归属感的人群所组成的一个相对独立的社会实体。社区是由许多家庭、机关和团体组成，是构成社会的基本单位，是与人们生活和健康息息相关的场合，也是社区护士进行社区护理工作的场所。随着社会的发展与进步，社区的定义和概念不断地被赋予新的内涵。

(二) 社区要素

尽管社区的诸多定义不尽相同，但人们在构成社区的基本要素上认识基本一致。一般认为社区要素包括人群、地域、同质性、社会服务设施、管理机构和制度等。

1. 人群　一定数量的人群是社区的主体，是构成社区的第一要素。人群要素包括人口数量、素质、构成和分布。人群要素反映整个社区内部人口关系和社区整体面貌。WHO 于 1994 年指出：一个有代表性的社区，人口数约在 10 万 ~30 万。我国按社区卫生服务中心的服务覆盖范围，大约在 3 万 ~10 万。

考点提示：社区要素

2. 地域　社区是地域性社会。地域要素是社区存在和发展的前提，是决定社区变迁的重要条件。WHO 认为一个有代表性的社区，面积约在 5 000~50 000 平方公里。我国城市社区一般指街道办事处所辖的居民委员会分布的区域范围，农村社区指乡（镇）所辖的行政村分布的区域范围。

3. 同质性　同质是社会对个体教化的结果，个体社会化是一个持续终生的过程。由于社会对个体的教化，同一社区的成员一般具有相似的文化背景、行为背景和价值观念，比较容易产生相同的社会意识、行为规范、生活方式和文化氛围等。因此，有一定的同质性。这种同质性有利于社区人群之间进行沟通、交流、互动，形成凝聚力，并获得归属感。

4. 社会服务设施　是社区人群生存的基本条件，也是联系社区人群的纽带，主要包括学校、医疗机构、娱乐场所、商场、交通和通信等。

5. 管理机构和制度　是维持社会秩序的基本保障。城市社区由街道办事处负责管理，农村社区由乡镇负责管理，而社区的基层管理机构为居（村）委会和派出所，两者联合管理户籍、治安、计划生育、环境卫生、生活福利等，以规范社区人群的行为，协调人际关系，帮助解决问题，满足社区居民的需要。

(三) 社区分类

社区一般按构成要素（如区域和人群的特点等）分为三种类型：

1. 地域型社区　是按行政管辖区域划分的社区，如城市的街道办事处、农村的乡镇。地域型社区有利于开展社区健康评估与健康教育,以社区为范围,借助基层管理机构与组织的力量,动员和组织人群实施预防和干预措施,充分利用社区现有的资源开展健康教育与健康促进活动。

2. 共同兴趣型社区 或叫共同目标社区,是由具有某些共同兴趣或目标的人群组成。这些人群可能分散在不同的地区居住,但为了某些共同兴趣或目标,在特定的时间聚集在一起开展活动,发挥其功能,分享其利益。如各专业学会会员、大型工厂的工人聚集在一起进行活动所组成的社区则是共同兴趣型社区。

3. 解决共同问题型社区 大家因共同的问题且急待解决,从而聚集在一起形成的社区。如河水污染问题造成流域内若干县或乡受到影响,为了彻底治理污染而设置专门机构,由若干个地区派出人员牵头组织,共同研究,达成共识,以治理流域内水污染及解决这一大家共同关注的问题。

网上社区
(拓展阅读)

(四) 社区功能

社区功能的充分发挥有助于挖掘社区资源和开展社区卫生服务,其功能可概括为以下5个方面:

1. 经济生活功能 即生产、消费、分配及协调功能。在社区内从事生产及产品分配或销售,以满足居民的消费需要;也

考点提示:社区功能

可以通过与其他社区的协调,利用其他社区的产品及资源来满足本社区居民的需要,这是社区对居民生活需要满足的功能。

2. 社会化功能 人类的成长过程是不断社会化的过程。在此过程中,自然人成长为社会人。社区居民在其共同生活的过程中,依据其地域及文化背景形成了社区居民特有的风俗习惯、文化特征、价值观念及意识形态等社会行为方式和人格特征,而这些社会行为方式和人格特征又反过来影响社区居民的生活、行为,以及价值观的形成等,从而使每一个社区居民最终成为一个符合社会规范的人,即社会人。

3. 社会控制功能 社区的组织管理机构通过各项管理制度与行为规范约束、控制社区居民的行为,从而有效地维持社区秩序,保障社区居民的安全。如社区有居民委员会和物业管理系统,对外来车辆、人口进行登记管理等,具有维持社区秩序和保护社区居民的作用。

4. 社会参与功能 社区建立各种组织、团体或机构,如社区活动中心、老年人协会等,并举办各种活动使居民参与及互动,以此凝聚社区力量,使居民获得归属感,以满足个体自我实现的需要。

5. 相互支持功能 社区是一个生活上相互关联的大集体。社区对每一位居民均有支持、帮助的功能,特别是对儿童、妇女、老年人等特殊群体及处于疾病或经济困难中的弱势群体能提供相应的援助。社区可根据本社区居民的需要与民政局、医疗单位联系,如设立托儿所、老人护理院、药店等,以满足社区居民幼儿入托、老人护理和居民购药的需要,发挥社区的相互支持功能。

二、社区卫生服务

社区卫生服务又称社区健康服务,是社区居民健康的重要保障,也是政府解决社区居民健康问题的主要途径。

(一) 社区卫生服务定义

考点提示:社区卫生服务定义

社区卫生服务是社区建设的重要组成部分,是在政府领导、社会参与、上级卫生机构指导下,以基层卫生机构为主体,全科医生为骨干,合理使用社区资源和适宜技术,以人的健康为中心、家庭为单位,社区为范围、需求为导向,以妇女、儿童、老年人、慢性

病患者、残疾人等为服务重点,以解决社区主要卫生问题、满足基本卫生服务需求为目的,融预防、保健、医疗、康复、健康教育和计划生育技术服务等为一体的,有效、经济、方便、综合、连续的基层卫生服务。

知识链接

社区卫生服务机构标识

社区卫生服务机构标识以人、房屋和医疗卫生机构标识形状为构成元素——三口之家代表健康家庭,家庭和房屋组成和谐社区,与医疗卫生机构的四心十字组合表示社区卫生服务机构,体现了社区卫生服务是以人的健康为中心、家庭为单位、社区为范围的服务内涵及以人为本的服务理念。标识图形中还含有两个向上的箭头,一个代表社区居民健康水平不断提高,一个代表社区卫生服务质量不断改善,展示社区卫生服务永远追求健康的目标。标识的整体颜色为绿色,体现社区的健康与和谐。

(二) 社区卫生服务内容

社区卫生服务是我国卫生工作的重要组成部分,是实现人人享有初级卫生保健目标的基础环节,对方便群众就医、建立和谐的医患关系意义重大。我国社区卫生服务是融预防、保健、医疗、康复、健康教育、计划生育技术指导等为一体的综合服务,简称"六位一体",具体包括6项内容,而每一项内容均与社区护士密切相关。因此,社区护士在社区卫生服务中承担的角色多,任务重,意义大。

> 考点提示:社区卫生服务内容

1. **预防** 根据个体、家庭和群体的不同需求,提供全方位、有针对性的分类预防服务。①个体预防:根据生命不同阶段的生理特点,提供生命准备阶段、生命保护阶段和晚年的生活质量阶段的个体预防服务。②家庭预防:主要是以家庭为单位对影响个体健康的危险因素和不良生活方式和行为习惯进行干预。③群体预防:根据群体的共同需求,充分利用社区的资源,提供群体预防服务。通过提供预防服务,实现人人健康的愿望,或最大限度地减少疾病的发生。

2. **保健** 为社区重点人群提供综合性、连续性的保健服务,以保护重点人群的健康。社区保健服务主要包括:①妇女围婚期、孕期、围产期、产褥期和围绝经期的保健服务。②新生儿、婴幼儿、学龄前儿童、青少年的保健服务。③老年人保健服务。

3. **医疗** 提供有效、经济、方便的基本医疗服务。社区医疗服务的主要内容包括:①常见病、多发病的诊断和治疗。②急危重症的紧急救护、转诊。③恢复期患者的维持治疗。由于临床医疗过程均涉及护理,因此,社区护士同时承担着临床护士角色。

4. **康复** 在康复机构的专业指导下,利用社区资源,向病伤残者提供全面、经济、有效的康复服务,以减轻残障。社区康复服务对象主要包括:残疾人、慢性病患者、老年人和亚健康人。

5. **健康教育** 社区的预防、保健、医疗、康复和计划生育技术服务指导均需通过健康教育提高其服务效率。健康教育是实施传染病、非传染病和突发事件预防的重要手段,并有助于公共卫生问题的解决。

6. **计划生育技术指导** 是根据国家计划生育的基本政策,向社区居民提供计划生育咨询和适宜的技术服务。主要内容包括国家人口与计划生育新政策的宣传,计划生育技术的咨询、指导与服务。

(三) 社区卫生服务特点

1. 广泛性　社区卫生服务的对象是社区全体居民,包括个体、群体,而群体又分为健康人群、亚健康人群和患病人群。其重点服务对象是妇女、儿童、老年人、慢性病患者、精神障碍患者和残疾人。

2. 综合性　针对社区各类不同人群的需要,其服务内容包括预防、保健、医疗、康复、健康教育和计划生育技术指导等,并涉及生理、心理、社会各个层面。

> 考点提示:社区卫生服务特点

3. 连续性　社区卫生服务贯穿生命周期的全过程,覆盖生命周期的各个阶段以及疾病发生、发展的全过程。社区卫生服务不会因某一健康问题的解决而终结,而是根据生命周期各阶段及疾病各阶段的特点及需要,提供有针对性、接连不断的服务。

4. 可及性　社区卫生服务的性质决定了社区卫生服务在时间、地点、内容、价格等各方面都符合服务对象需求,是一种以健康为中心,人人都可以得到的个性化服务。

5. 协调性　协调各部门之间、各类人员之间的相互关系,密切合作,提供双向转诊服务等,以保证社区各种卫生服务活动的顺利开展。

(四) 社区卫生服务方式

社区卫生服务有别于综合性医院、专科医院以及专业预防保健机构所提供的服务。它属于基层卫生服务,其特点为贴近居民、就近就医、防治结合、综合服务,充分体现积极主动的服务模式。主要服务方式有:

1. 上门服务　是社区卫生的一个重要服务形式,是建立和谐医患关系的一项重要工作。家庭医生按照协议为签约居民提供预约的、错时的、全程的上门服务,开展包括新生儿访视、转诊随访等在内的家庭访视,建立家庭健康档案,进行社区卫生调查,作出社区健康诊断,及时解决发现的健康问题,为社区居民的健康服务。

2. 健康咨询　全科医生和社区护士等社区卫生服务专业人员应在诊治疾病中,建立并充分发挥居民健康档案的作用,向居民提供家庭保健指导,向患者讲解疾病的转归和发展趋势,如何进行预防及日常的保健措施,耐心地接受居民的健康咨询,将健康教育和健康促进有机地融入医疗服务之中,促使社区居民形成良好的卫生习惯和健康的生活方式。

3. 家庭病床　以家庭作为治疗、护理场所,选择适宜在家庭环境下进行医疗或康复的病种,让患者在熟悉的家庭环境中接受医疗和护理,既有利于促进患者病后的康复,又可减轻家庭经济负担。

4. 双向转诊　双向转诊制度是在社区首诊基础上建立的扶持社区医疗卫生,解决"看病难、看病贵"的一项重要举措,是建立"小病在社区、大病进医院、康复回社区"就医新格局的重要保障。双向转诊可分为纵向转诊和横向转诊,纵向转诊又包括正向转诊和逆向转诊。正向转诊指由社区医院向上级医院逐级转诊,逆向转诊是指由上级医院向社区医院转诊。横向转诊则指向同级别专科医院转诊。

> 考点提示:社区卫生服务方式

(五) 社区卫生服务机构

社区卫生服务机构是公益性、综合性的基层医疗卫生机构,承担着常见病和多发病的诊疗、基本公共卫生服务项目、急危重症患者的现场急救和转诊等任务,是城乡医疗卫生服务体系的基础。机构设置应严格执行国家对医疗卫生机构的管理法规,机构设置审批程序须依法严格执行准入制度,审批权限由省(自治区、直辖市)级卫生行政部门审批。社区卫生服务机构由社区卫生服务指导中心、社区卫生服务中心和社区卫生服务站组成,具备条件的地区可实行一体化管理。

1. 社区卫生服务指导中心 主要职责是:依法全面管理社区卫生服务工作,贯彻落实社区卫生服务各项政策,推进社区卫生服务各项工作的开展;制订指导中心及辖区内各社区卫生服务中心的管理制度、标准、工作规范等,对辖区卫生服务机构及其工作进行管理、监督、质量控制、考核;组织开展社区卫生服务机构人员的业务培训;负责协调各综合性医院、区域性医院、卫生监督机构、预防保健机构、妇幼保健机构、医疗保险机构与社区卫生服务中心之间的关系等。

2. 社区卫生服务中心 主要职责是提供社区基本公共卫生服务和基本医疗服务。在农村,通常以乡镇医院作为社区卫生服务中心。在城市,一般按照街道办事处所辖范围规划设置1所社区卫生服务中心,也可由基层医院改造而成,若社区卫生服务中心的服务区域过大,则可下设适量的社区卫生服务站。社区卫生服务中心建筑面积不少于1000平方米,原则上不设住院病床,但至少设日间观察床5张;也可根据实际情况设定一定数量的以护理、康复为主要功能的病床,但不超过50张;有条件的可设置临终关怀、老年养护病床;根据分级诊疗工作需要,按照有关规定和要求配备所需药品,满足患者用药需求;原则上社区卫生服务中心按每万名居民配备2~3名全科医师,1名公共卫生医师;每个社区卫生服务中心在医师总编制内配备一定比例的中医类别执业医师;全科医师与护士的比例目前按1:1的标准配备,其他人员不超过社区卫生服务中心编制总数的5%。

3. 社区卫生服务站 在城市,设立社区卫生服务站,社区卫生服务站在社区卫生服务中心的统一管理和指导下,承担所辖社区范围内人群的基本公共卫生服务和常见病、多发病的初步诊治、康复等工作,其建筑面积不少于150平方米,原则上不设住院病床,但至少设诊断室、治疗室与预防保健室,有健康教育宣传栏等设施,符合国家卫生标准及无障碍设计要求。其他参照社区卫生服务中心设置指导标准。在农村,设立行政村卫生室,行政村卫生室在乡镇医院的统一管理和指导下开展工作,乡村医生是行政村卫生室的主要工作人员,是农村社区卫生服务的"守门人"。

第二节 社区护理

📖 导入情景

某社区卫生服务站护士小张,接诊一位45岁男性患者。其主诉间歇性头痛、头晕1个月,劳累及情绪激动时加重,休息后缓解。患者有吸烟史20年,从事IT行业,压力大,锻炼少。患者父亲有高血压病史。护士小张为其查体:身高176cm,体重92kg,血压160/110mmHg。

工作任务:

1. 说出社区护理特点。

2. 简要陈述社区护理工作内容。

3. 说出社区护士任职条件。

一、社区护理

(一)社区护理定义

社区护理是社区卫生服务的一个重要组成部分。美国护士协会指出:社区护理是将护理学与公共卫生学理论相结合,用以促进和维护社区人群健康的一门综合学科。社区护理以健康为中心,以社区人群为对象,利用护理学和公共卫生学的理论和技术,通过广泛的持续性护理活动,维持和促进社区人群健康,预防疾病,减少残障,以提高社区人群的生活质量为最终目的。

根据我国国情和社区卫生服务的特点,将社区护理定义为:"综合应用护理学和公共卫生学的理论与技术,以社区为范围、以人群为对象、以健康为中心,将医疗、预防、保健、康复、健康教育、计划生育技术指导等融于护理学中,并以促进和维护人群健康为宗旨,提供连续的、动态的和综合的护理服务。"

(二) 社区护理特点

社区护理从属于社区卫生服务,除具有公共卫生学和护理学的一些特点外,还具有以下几个方面的特点:

1. 以健康为中心　社区护理以促进和维护人群的健康为中心,预防性服务与医疗护理性服务在社区护理中同等重要,是社区护理的工作重点,目的是提高整个人群的健康水平。

考点提示:社区护理特点

2. 以群体为对象　护理的对象是社区全体人群,即包括健康人群、亚健康人群和所有患者。社区护理工作除收集和分析人群的健康状况外,也要掌握群体的生活方式、工作环境、文化程度,以解决群体的主要健康问题。

3. 以预防保健为主　社区护理的服务宗旨是提高社区人群的健康水平,以预防疾病、促进健康为主。按照三级预防的指导思想,社区护理工作应该以一级预防与二级预防作为社区预防保健工作的侧重点。

4. 具有独立性与自主性　社区护士相对于医院护士,其工作范围广,涉及内容多,需要调查发现高危人群,采取预防保健措施,促进人群健康,因而其工作具有自主性。社区护士要独立进行家庭访视,发现和处理家庭健康问题,因而其工作具有独立性。

5. 多学科、多部门协调　由于疾病往往涉及多个学科,而影响居民健康的因素复杂并且涉及多个部门,如采暖不足,需要与供暖公司、市政等部门沟通,所以社区护士除要与各学科同事密切合作之外,还要与当地行政、福利、教育等多部门人员联系、协商,加强协作,才能做好社区护理工作。

6. 具有长期性、连续性和可及性　长期性和连续性是指长时间、不间断地提供系统化的整体护理。可及性服务是社区护理的显著特点,因社区护理服务站就设在居民区内,社区居民可随时随地得到护理服务,不受地域、时间的限制。

(三) 社区护理工作内容

根据社区卫生服务机构的功能,社区护理工作内容包括以下几个方面:

1. 开展社区健康教育　健康教育对象是社区内具有不同健康需求的个体、家庭和群体。主要围绕环境卫生、预防保健、健康促进开展健康教育,提高保护环境、保护健康的意识,纠正不良生活行为习惯,养成健康行为习惯,提高社区健康水平。

2. 提供社区保健服务　为社区不同年龄阶段人群提供预防保健服务,以儿童、妇女、老年人为重点人群。

3. 进行定期健康检查　与全科医师共同进行定期健康体检的组织、管理,并为居民建立健康档案。

4. 提供社区健康护理　通过收集整理和统计分析社区内群体的健康资料,评估社区群体的健康状态和分布情况,发现社区群体的健康问题和影响因素,消除影响健康的因素,参与传染病的消毒和隔离等。

5. 提供个体及其家庭健康护理　通过家庭访视和居家护理等方式对家庭中存在健康问题的个体进行护理和保健指导,了解和发现家庭健康问题,对个体及其家庭整体提供健康护理。

6. 开展计划免疫和预防接种　参与完成社区儿童的计划免疫任务,进行免疫疫苗接种的实施和管理。

7. 为患者提供护理管理服务　为社区的高血压、糖尿病、冠心病等慢性病患者、传染病患者及精神障碍患者提供所需的护理管理服务。

8. 提供急危重症患者的转诊服务　对在社区无法进行妥善抢救和处理的急危重症患者,安全转诊到相关的医疗机构,使其得到及时、必要的救治。

9. 提供社区临终护理服务　为临终患者及其家属提供所需要的综合护理服务,帮助临终患者减轻痛苦,提供临终护理服务,同时尽量减少对其家庭成员带来的心理影响。

10. 参与社区卫生监督管理工作　参与社区食品卫生、劳动卫生与职业病、环境卫生、学校卫生的监督管理工作。

(四) 社区护理工作方法

社区护理以社区人群为主要服务对象,以促进和维护社区人群健康为目标。为实现这一目标,在社区护理工作中常常要运用到护理程序、流行病学研究方法及其常用指标、社区健康教育方法、建立社区健康档案方法、社区护理研究方法等,从而确保社区护理服务的质量。

二、社区护士

社区护士是指在社区卫生服务机构及其他有关医疗机构从事社区护理工作的护理专业人员。

(一) 社区护士任职条件

1. 具有护士执业资格证并经注册。

2. 通过地(市)以上卫生行政部门规定的社区护士岗位培训。

> 考点提示:社区护士任职条件

3. 独立从事家庭访视的社区护士,应具有在医疗机构从事临床护理 5 年以上的工作经历。

(二) 社区护士应承担的角色

社区护士不同于医院临床护士,其工作对象、范畴、性质与医院护士有所不同。社区护士在不同场合下承担着照顾者、教育者、咨询者、管理者、协调者、研究者、代言人等多种角色,这就需要社区护士灵活应用自己的知识和技能,履行各种角色所赋予的义务及责任。

(三) 社区护士应具备的能力

社区护理的工作范围、社区护士的职责和角色要求社区护士不仅要具备一般护士所应具有的基本能力,而且还要特别加强以下几种能力的培养:综合护理能力、人际交往和沟通能力、独立解决问题能力、预见能力、组织及管理能力、调研及科研能力、自我防护能力、应对社区紧急事件能力,以便有效保证社区护理工作有序开展、运行高效、服务优质。

三、社区护理的发展

(一) 国外社区护理发展

社区护理起源于西方国家,由家庭护理、地段护理及公共卫生护理逐步发展、演变而成。追溯社区护理的发展历史,可将其发展过程划分为 4 个阶段:家庭护理阶段、地段访视护理阶段、公共卫生护理阶段和社区护理阶段。

近年来,世界各国社区护理蓬勃发展,许多发达国家已经形成了"医院-社区护理机构-家庭护理机构"的连续性护理服务模式,建立了"疾病护理-预防保健-生活照顾"为一体的网络系统,其费用较低,具有经济和便利的优点,有完善的社区护理教育体系,国家实施对社区护士的规范化培训。社区护理服务方式多元化,如美国社区护理包括家庭健康护理、临终关怀护理及老年人护理等多个方面的服务项目,为不同人群、不同层面的人们提供各种疾病的护理、饮食指导、用药指导、精神支持、语言治疗、健康诊查,社区护士是主要管理者和专业服务的提供者。

社区护理的
发展阶段
(拓展阅读)

(二)国内社区护理发展

20世纪80年代末期,我国社区护理随着社区卫生服务的开展而发展起来。近些年,国家深化医药卫生体制改革,把基本医疗卫生服务作为公共产品向全民提供的理念,为社区卫生服务和社区护理发展与改革带来良好的机遇。

1. 发展社区护理学科　目前,社区护理学已成为护理人才培养的核心课程,社区护理实践能力培养已成为护理专业教育专业评估的重要内容之一。社区护理领域专科人才培养以及大量的社区护理理论与实践研究,促使我国社区护理逐渐成为一门独立的学科。

2. 完善社区护理质量管理体制　将强化政府主导作用,构建社区卫生服务与社区护理法律体系,使社区护理相关政策、法规及管理标准逐渐形成并完善。加强在岗社区护士规范化培训制度与人员准入制度建设,并逐步建立健全社区护理质量管理及绩效考评制度,确保社区护理服务的高效性、优质性及资源的合理性,有效地促进社区护理服务的发展。

扫一扫,
看总结

3. 丰富社区护理服务模式和内容　鼓励大型医院通过建立护理联合团队等,发挥优质护理资源的辐射效应,帮扶和带动基层医疗卫生机构提高护理服务能力,特别是健康管理、康复促进、老年护理等方面的服务能力。社区和居家护理服务不断发展,进一步促进医养结合、安宁疗护以及护理服务业发展,不断满足社区人群健康服务需求。

扫一扫,
测一测

（张　宏）

第二章 护理程序在社区护理中的应用

扫一扫,
自学汇

学习目标

1. 掌握社区护理评估的内容与方法;社区护理诊断的概念;社区护理诊断的陈述。
2. 熟悉社区护理评估的概念;社区护理诊断优先顺序原则;社区护理计划的内容。
3. 了解社区护理评价的概念;OMAHA 系统;社区护理评价内容和指标。
4. 能运用护理程序进行社区健康护理。
5. 具有关注社区整体健康的观念和严谨求实的工作作风。

护理程序是社区护理工作的基本方法,分为评估、诊断、计划、实施、评价 5 个步骤,是一个周而复始的循环过程。在社区护理工作中,社区护士要从社区整体环境、家庭、群体、个体身心状况及社会适应能力出发,找出社区健康需求和现存的或潜在的健康问题,充分利用社区内、外资源,使社区、家庭和个体积极参与,解决健康问题,达到促进健康的目的。

导入情景

开学初,护士小李为本社区某小学二年级 100 名学生体检,发现又有 18 名孩子患上了近视眼,加上之前的 15 名学生,合计 33 人,近视率大幅上升。为查明原因,小李对学生家长进行问卷调查,结果显示:假期中有 85% 的学生每天持续看电视时间超过 4 小时,家长与儿童对近视眼预防知识缺乏。

工作任务:
1. 对上述案例作出社区护理诊断,并用 PES 公式进行表述。
2. 针对上述问题,请按社区护理程序进行处置。

第一节　社区护理评估

一、社区护理评估的概念

社区护理评估是社区护理程序的第一步,是确定社区护理诊断的基础,是制订社区护理计划的依据,是社区护士立足于社区,收集、记录、核实、分析、整理社区健康相关资料,以评估社区的健康需求、所具备的健康管理能力和存在的健康问题,并找出导致健康问题相关因素的过程。

二、评估内容

社区是一个开放的系统,评估时要注意准确、系统地收集资料,以了解社区居民的保健知识、健康信念和价值观、社区卫生资源的便利性、社区居民对卫生资源的利用情况、社区人群的健康问题及其相关因素等。

(一) 社区的环境特征

社区护士在进行社区评估时应注意收集社区地理自然环境和人为次生环境资料。

> 考点提示:社区护理评估的内容

1. 地理自然环境　社区的地理位置以及与此相联系的各种自然因素,包括气候、土地、河流、湖泊、山脉等,涉及饮用水源、环境污染、山体滑坡、泥石流等对社区的影响等资料。

2. 人为次生环境　社区的建筑属于人为次生环境,如住宅、医院、工厂、加油站等,评估该人为环境是否会破坏社区的自然环境,是否会对居民的生命安全、健康造成威胁等。

(二) 人群特征

人群特征包括社区的人口数量与密度、人口构成、人口流动情况、社会阶层和文化特征、健康行为、健康状况等。

(三) 社会系统

一个完善的社会系统应包括卫生保健、经济、交通和安全、通信、宗教、社会服务及福利、娱乐、教育、政治等子系统。进行社区评估时,社区护士要注意评估各系统是否健全,功能是否正常,以及能否满足居民的需求。

三、评估方法

社区护士应充分运用各种方法收集社区资料。具体评估方法可根据评估目的、评估对象等进行选择。

> 考点提示:社区护理的评估方法

1. 实地考察法　又称挡风玻璃调查法,是社区护士通过周游社区、实地考察,了解社区的类型、地理位置和特点、居民的生活情况、与周围社区的关系等。

2. 重要人物访谈法　通过对社区重要人物进行访谈或问卷调查,可以了解社区发展的过程,社区的主要健康问题、需求及居民健康观念等。

3. 查阅文献法　通过查阅各种图书资料、统计报表、社区健康档案、社区医院相关记录等资料,了解社区卫生组织机构数量和分布、居委会情况、社区人口特征及人口流动情况等。该方法常为社区护理评估时首要的资料收集方法。

4. 参与式观察法　社区护士参与到社区居民的活动中,并有意识地对社区居民进行观察,以了解社区居民的生活习惯、健康行为等。

5. 召开社区讨论会　可以了解社区居民的健康需求及居民对社区健康问题的态度和看法,是获取解决社区健康问题方案的好方法。调查对象一般为5~15人,讨论时间一般为1~2小时。

6. 问卷调查法　包括访谈法和信访法。访谈法是由经过统一培训的调查员,依据统一的调查问卷进行访谈,收集资料。信访法是把调查问卷以电子邮件、网络问卷等形式发给被调查者,被调查者填写后回复或提交。

四、资料的整理与分析

(一)资料的复核与整理
对资料进行复核,对复核后的资料进行录入,可以将资料按地理环境特征、人口特征、社会系统特征进行分类整理、汇总。

(二)资料的分析
一般用统计软件对资料进行统计分析,常用统计软件有SPSS软件、SASS软件等。对定量资料如发病率,常按年龄、性别、年代等变量分组,计算标准化率,并与相类似社区、省市和全国资料进行比较。对定性资料,通常按性质与类别不同分组,计算率、相对比等。

(三)资料整理和分析应遵循的原则
原始数据资料要经过统计学处理,文字资料要进行归纳、总结与分析。人口特征的资料其数字本身,如人口数、出生数、患病数、死亡数等均为绝对数,反映实际水平,而将其相对数指标如率或构成比加以比较更有意义。因此,资料整理分析应注意:

1. 去粗取精,去伪存真　在收集的资料中,可能存在影响资料的准确性和完整性的各种各样混杂因素,这时就需要通过分析消除混杂因素,以纠正偏差,反映事物的本质,得出正确的结论。

2. 进行不同区域的横向比较　尤其是当疾病的分布有地域性时,需要对该地区居民所具有的特征或该地区的生物、化学、物理、社会环境作进一步的分析和解释,并与其他地区进行横向比较。

3. 立足于社区护理　确定的问题和诊断应是社区整体的健康问题,以社区环境和群体健康问题为主,而不是仅局限于个人或家庭的健康问题。

第二节　社区护理诊断

一、社区护理诊断的概念

社区护理诊断是社区护理工作程序的第二步,是在社区护理评估的基础上,对收集的社区资料进行分析,推断现存的或潜在的社区健康问题的过程。它反映社区的健康需求,是社区护士选择有效护理措施的基础。

二、社区护理诊断的确定

整理、综合和分析与社区健康相关的资料,可发现社区存在的健康问题。社区健康诊断的重点是社区健康而不是个人健康。提出社区护理诊断时,可考虑公共设施、死亡率与发病率、健康危险因素、健康需要、社区功能、环境危险等。所作出的护理诊断必须符合以下标准:①根据现在获得的各项资料作出诊断。②诊断能反映出社区目前的健康状况。③考虑到与社区健康需要有关的各种原因。④每个诊断合乎逻辑且确切。

三、社区护理诊断的分类

1. 健康的护理诊断　是指护理对象表现出某一完好状态,并有潜力达到更高的健康状态。如"家庭应对有效""寻求健康行为"等。

2. 现存的护理诊断　是指评估时社区、家庭或护理对象确实存在的问题。如"家庭应对能力失调"等。

3. 危险的护理诊断　指问题尚未发生,但有危险因素存在,如不采取措施就可能会发生问题。如"有发生废用综合征的危险"等。

> 考点提示:PES 中各字母的含义

四、社区护理诊断的陈述

社区护理诊断一般包括三个要素(PES),即健康问题(problem)、相关因素(etiology)、症状和体征(signs and symptoms)。但在实际工作中,社区护理诊断的陈述不一定完全是 PES 形式,也可以是 PE、SE、P 的形式。

1. 三部分陈述法(PES)　多用于陈述现存的社区健康问题。如婴儿死亡率过高(P)与家长喂养不当、疏于照顾有关(E),婴儿死亡率达 20‰(S)。

2. 二部分陈述法(PE 或 SE)　多用于潜在的社区健康问题的陈述。社区健康问题或症状和体征为社区护理诊断的第一部分,原因为第二部分,两部分之间常用"与……有关"连接。如老人有缺少照顾的潜在危险(P)与子女不在身边或居住较远(E)有关;疼痛(S)与心肌缺血(E)有关。

3. 一部分陈述法(P)　多用于健康的护理诊断的陈述。如寻求健康行为(P)、社区儿童营养状况良好(P)。

📖 **知识链接**

社区护理诊断案例

1. 对某工业区附近的社区进行空气检测发现,该社区空气污染指标超出正常范围。调查发现,该社区居民及其居委会多次抗议该工厂的废气排放,但没有效果,有关主管部门只管收取排污费而不阻止工厂废气排放。

其护理诊断的陈述方式是:

PSE:社区应对能力失调(P),社区空气污染指标超出正常范围(S),与依靠社区力量不能阻止工厂废气排放、有关主管部门监管不力有关(E)。

2. 某校学生的艾滋病知识测试成绩不理想。调查表明,该校学生没有受过有关艾滋病知识的教育,且学生家长也不想让学校组织学生学习有关艾滋病的相关知识。98% 的学生不相信自己会传染上该病。

其护理诊断的陈述方式是:

PE:某校学生艾滋病知识缺乏(P),与学校提供艾滋病教育欠缺、家长对艾滋病重视度不足、学生没有觉察到艾滋病的危险有关(E)。

五、确定护理诊断优先顺序

当社区里有多个健康问题时,社区护士需要按轻重缓急确定优先顺序,重要的紧急的问题优先解决。

(一) 确定优先顺序的原则

1. 重要性 该项目能反映社区存在的最重要的健康问题,反映群众最关心的健康需求。

> **考点提示**:确定护理诊断优先顺序的原则

2. 可防性 即已有预防健康受损或防控危险因素的技术或方法。

3. 有效性 指通过护理干预等能改善健康状况或控制危险因素,如降低发病率、死亡率。此外,还包括社会效益、直接或间接地增加收益。

4. 可行性 指所采取的措施切合实际,实施的条件具备,已有可供利用的人力和物力资源等。

(二) 确定优先顺序的方法

确定优先顺序可采用三级排序法,也可以根据默克(Muecke)提出的优先顺序与量化准则排序。

1. 三级排序法 主要根据对居民健康威胁程度的大小进行排序。该方法较简便,容易掌握,但缺乏定量描述。

(1) 首优诊断:把对社区居民生命财产有直接威胁、危害大、影响严重的问题排在首要位置,作为需要马上解决的问题,如艾滋病患病率上升、治安状况进一步恶化等。

(2) 中优诊断:把将引起社区居民身心健康状况下降,但不会直接威胁居民生命财产安全的问题排在次要位置,如吸烟人群的不断扩大。

(3) 次优诊断:即涉及的问题对当前社区居民健康无直接或明显影响,但以后会造成健康问题。因此,当前不需要花太多的时间和主要精力去应对,如学生辍学问题。

2. 默克(Muecke)排序法 主要根据以下 8 个标准综合分析进行排序:①社区对健康问题的认识程度。②社区解决问题的动机。③社区健康问题的严重性。④社区可利用的资源。⑤采取预防措施的效果。⑥护士解决问题的能力。⑦现有的健康政策和目标。⑧解决问题的速度和效果持续时间。

每项设立 0~2 分的标准,如 0 分代表问题不太重要,不需优先处理;1 分代表有些重要,可以处理;2 分代表非常重要,必须优先处理。按照 8 个标准,对提出的每个社区护理诊断评分,综合每一个社区护理诊断的分数,总分最高的社区护理诊断则是最需优先解决的社区健康问题。

六、OMAHA 系统的护理诊断分类

社区护理诊断常采用奥马哈(OMAHA)系统进行分类。该系统为美国护士协会的十二种标准化护理语言之一,包括护理问题分类系统、干预分类系统和结果评定系统三部分,广泛用于多个国家和地区的社区及家庭护理机构。OMAHA 系统将健康问题分为环境、心理社会、生理和健康相关行为四个领域,共有 44 项具体健康问题(表 2-1)。

表 2-1 OMAHA 系统的护理诊断分类表

领域	护理诊断(问题)分类
环境	收入、卫生、住宅、邻居/公共场所、其他
心理社会	与社区资源的联系、社会接触、角色改变、人际关系、精神压力、哀伤、情绪稳定性、性、照顾、忽略儿童/成人、虐待儿童/成人、生长与发育、其他

续表

领域	护理诊断（问题）分类
生理	听觉、视觉、说话与语言、咀嚼、认知、疼痛、意识、皮肤、神经肌肉骨骼系统与功能、呼吸、循环、消化、排便功能、生殖泌尿功能、产前产后、其他
健康相关行为	营养、睡眠型态、身体活动、个人卫生、物质滥用、家庭计划、健康指导、处方用药、特殊护理技术、其他

第三节　制订社区护理计划

社区护理计划是一种由多方合作、合理利用资源、体现优先顺序的行动方案，是社区护士帮助护理对象达到预定目标所采取的具体方法。制订社区护理计划是针对社区健康需求，为预防或减轻社区健康问题、提高工作效率和质量而制订的。制订社区护理计划主要以社区护理诊断所反映的社区健康需求和期望、国家和地方的健康政策、社区健康服务的宗旨和目标、社区可能提供的资源、社区护理实践的服务范围和标准、社区居民的合作、理解和参与程度等为依据。

一、制订护理目标

（一）社区护理目标的分类

护理目标是通过各种护理干预后，期望个人、家庭、群体的健康状况所能达到的结果。护理目标包括两类：一类是长期目标，或称宏观目标、总体目标，一般需要较长时间，是期望达到的最终结果；另一类为短期目标，或称具体目标，指在相对较短的时间内要达到的目标。长期目标和短期目标在时间上没有明显分界，有些计划可能只有短期目标或长期目标，有些则同时具有长、短期目标。

（二）社区护理目标的陈述

社区护理目标一般采用"主语＋谓语＋行为标准＋状语"的形式陈述。主语是指服务对象、部分服务对象或与服务对象有关的因素。谓语是指主语要完成的行动，即实施社区护理活动后服务对象预期要达到的结果，可以是知识的增长、行为的改变、功能的改进或情绪稳定等。行为标准是指完成行动的条件，用来解释在何种情况下、何时完成行动。如在"2周内婴儿家长能够掌握婴儿抚触的技巧"，在这个社区护理目标中，"婴儿家长"为目标的主语，"能够掌握"为目标的谓语，"婴儿抚触的技巧"是宾语，为目标的行为标准，"2周内"为目标的时间状语。

社区护理目标应针对提出的社区护理诊断，简单明了，可以测量或可以观察到，可采用长期和短期目标相结合的方法，实施起来更有针对性；一个社区护理诊断可制订多个目标，但是一个目标只针对一个社区护理诊断。

二、选择护理干预措施

社区护理计划实施措施的制订需要社区护士与个人、家庭或群体协商，选择合适的、具体的实施措施。主要考虑以下几个方面：

1. 选择达到目标的干预策略　目标确定后，社区护士要与护理对象进行充分协商，共同选取适当措施，以使护理对象能积极参与，为自己的健康负责。制订的干预措施可以是第一级预防、第二级预防、第三级预防或综合性的措施，以达到预防疾病、治疗疾病和促进健康的目的，真正实现群体健康水平的提高。

2. 为社区护理措施排序 可以参照社区护理诊断的排序标准或马斯洛的需要层次论来对社区护理措施进行排序。通过排序可以及早执行有效且重要的措施,尽早控制社区健康问题。

3. 落实可利用的资源 如人、财、物等。针对每项社区护理措施都要确定实施者及合作者、需要的场所和设备,分析相关资源的可能来源与获取途径。

三、写出书面护理计划

当社区护理措施确定后,将确定的社区护理诊断、目标、具体措施等完整记录至社区护理计划表中(表 2-2)。

表 2-2 社区护理计划表

社区护理诊断			
相关因素	具体目标	实施计划	
		实施内容	执行者、时间、场所

社区护理计划的制订记录成书面形式后,要和护理对象共同探讨,及时发现问题并修改,使实施更顺利。评价社区护理计划时可参照 RUMBA 准则和 5W 原则叙述。

1. RUMBA 准则 指真实的(realistic)、可理解的(understandable)、可测量的(measurable)、有行为目标的(behavioral)、可达到的(achievable)。

2. 5W 原则 指社区护理计划应明确参与者(who)、描述参与者完成的任务(what)、参与者完成任务的期限(when)、参与者完成任务的地点(where)及参与者完成任务的方法(how)。

第四节 实施社区护理计划

社区护理计划实施是指制订社区护理计划以后,社区护士根据计划的要求和具体措施开展护理实践活动。

一、实施步骤

社区护理计划的实施是根据社区护理计划开展的实践活动。社区护士常需进行健康教育、发现危险因素、设置和运行服务设施、建立支持体系等活动。在这些活动中,社区护士常与社区居民和其他专业人员合作,共同为社区健康负责,使社区达到最佳健康水平,计划实施步骤如下:

1. 明确任务 在计划实施前,社区护士和护理对象都要明确所要进行的活动,明确服务的参与者和服务的时间、地点、方法、预期结果及各自的责任。

2. 营造氛围 为护理对象营造一种安全舒适的氛围,考虑计划实施地点、环境、室温、设备等。

3. 完成计划 与其他人员分工合作,共同完成护理计划。

4. 记录护理实施情况 及时、如实、准确地记录护理计划实施情况,服务对象的反应,以及目前存在的问题是否解决。

护理计划能否顺利落实,与社区居民的参与意识、沟通交流形式及领导决策模式有关。

二、实施注意事项

早期,社区居民往往是社区护理服务的被动接受者;后期,社区居民大多变为护理计划实施过程中的主动参与者。实施工作应注意以下5方面:

1. 建立组织团队　成立多部门领导小组和工作小组。社区护理项目有时只涉及一个社区,但有时涉及一个以上的社区。实施项目的领导小组需根据工作所涉及的范围和部门来确定。一般来说,领导小组成员应包括计划实施直接有关部门领导和主持实施工作的业务负责人。工作小组成员为社区医护专业技术人员等。任何一项社区健康工作都不是哪一个部门能够单独完成的,护士与其他部门卫生技术人员及非卫生技术人员协作,共同完成护理计划。

2. 制订实施进度表　实施进度表是项目管理的有力工具。在社区护理干预工作启动以后,各项措施和任务都应按进度表有条不紊地进行,逐步实现工作目标。

3. 人员培训　除了对社区医护人员及相关人员进行系统的培训外,更多的是针对解决特定的社区健康问题的人员进行培训。培训准备工作通常包括:制订培训计划、确定学员、落实师资、准备教材、设计培训方法、落实教学场所和设施。

4. 质量监控　是指利用一系列方法来保证实施过程的质量。方法包括记录与报告、定期召开例会、现场督导、审计等。

5. 设备物件与宣传材料　实施工作需要有一定的物质条件支持,如多媒体教室、投影仪、演示模型等。这些设备物件可以来源于多种渠道,有些直接来源于执行机构,有些则需要项目经费购置,还有些可以从有关单位借用、租用。宣传材料有印刷材料和视听材料两种,根据目标人群的特点有针对性地制作、发放以传递健康信息。

第五节　社区护理评价

社区护理评价是社区护理程序的最后一个步骤,是总结经验、吸取教训、改进和修正计划的过程。评价并不意味着护理程序的终止,实际上在其他阶段如评估、计划、实施中也要不断地进行评价。

一、评价分类

评价可按活动性质分为过程评价和效果评价,也可按时间顺序分为事前评价、中期评价和事后评价。

(一) 按活动性质分类

1. 过程评价　指对护理程序各个阶段的评价。

(1) 评估阶段:是对收集的资料进行评价,包括资料的可靠性、是否涵盖社区居民关心的健康问题、收集资料方法是否适宜等。

(2) 确定问题阶段:包括提出的社区健康问题的正确性和可行性、问题是否反映了居民的健康需求、是否明确找出问题的原因和相关因素等。

(3) 计划阶段:是指对制订的计划进行评价,包括目标和措施是否以服务对象为中心,是否明确、具体和可行,计划有无居民的参与,是否考虑到有效利用社区资源等。

（4）实施阶段：是指对计划付诸行动阶段的评价，包括是否按计划加以实施，服务对象是否获得所需的支持和帮助，是否记录了服务对象对护理措施的反应，是否按预期规定目标进行，是否花费了最少的人力、物力和财力等。

（5）评价阶段：包括是否制订评价标准，是否进行了过程评价，对评价过程中发现的各种问题是否及时修正，是否同时评价服务对象、社区护士和其他相关人员的参与程度，评价是否实事求是等。

2.效果评价　是指针对计划项目实施情况所达到的目标和指标的总体效果的评价，分为近期效果评价、中期效果评价和远期效果评价。近期效果评价主要包括护理对象的知识、态度和行为改变情况，费用情况等。中期效果评价主要评价目标人群的行为改变，主要指标有健康行为形成率、行为改变率等。远期效果评价又称结果评价，主要评价患病率及其危险因素的变化情况、经费效益比等。

（二）按时间顺序分类

1.事前评价　即做社区健康护理规划时的评价。实际上是通过模拟或者预测方法对社区健康护理的方案进行预评估，以取舍社区健康护理各方案以及实施计划。

2.中期评价　按照预定计划完成短期目标时，或者实施到短期目标的中途时，对社区健康护理的进展情况进行评价。确定是否按照预定计划进行，结果如何，今后发展如何，方案是否需要修订等。

3.事后评价　当社区健康护理达到预定目标后进行的评价，以确定是否已经达到预期目标。

二、社区护理评价指标

1.社区卫生服务需求评价指标　包括发病率、患病率、死亡率、总人口健康者百分率、两周每千人患病人数、两周每千人患病日数、两周每千人患重病人数、两周每千人卧床 14 天人数、每千人患慢性病人数、每千人患一种以上疾病人数等。

> 考点提示：各期效果评价常用指标

2.社区卫生服务数量和质量评价指标　包括医疗服务、预防服务、保健服务、康复服务、健康教育服务和计划生育技术指导服务等。

3.社区卫生资源评价指标　包括人力、物力、财力、技术、信息等方面。最常用的评价指标是每万人口医生数、每万人口护士数、每万人口药剂师数、每千人口床位数和卫生经费占国民总产值的百分率等。

4.态度评价指标　例如对社区人群进行居家护理社会功能认知情况的调查，主要涉及卫生管理人员、居家护理医务人员以及社区居民正性和负性认知率等。

5.费用和效益评价指标　投入的费用一般包括直接费用和间接费用。直接费用包括社区卫生服务中心（站）的医药费以及设备费等实际消耗费用；间接费用包括因疾病造成劳动能力丧失等理论消耗费用。

6.效果和结果评价指标　常用死亡、疾病、丧失劳动力、不适和不满意 5 个指标对社区健康护理服务结果进行评价。

7.社区卫生读物影响力评价指标　影响力是指社区卫生健康护理服务对社区居民健康水平和居民健康质量所起的作用，对社会经济和社区文明事业的贡献可以用质量调整生命年等指标表示。

8.生活消费模式评价指标　生活消费模式指公众消费量及各种消费所占比例，可通过政府统计数据获得。生活消费模式指标有年纯收入、消费构成和居民消费水平等。

9. 社会发展与社会公正评价指标　社会发展离不开健康的个体,社会发展又是关于社区健康状况的重要间接指标。社会发展程度再高,若无社会公正作保障,社会居民的健康状况也得不到改善。

社区护理评价是社区护士对整个社区护理计划实施完成情况的回顾和总结,是社区护理程序的最后一个步骤,也是下一个护理程序的开始或制订下一步社区护理计划的基础。因此,社区护士在护理实践中要重视社区护理评价的作用。

（邓　红）

扫一扫,
看总结

扫一扫,
测一测

第三章　流行病学与统计学在社区护理中的应用

扫一扫,
自学汇

> 💡 **学习目标**
>
> 1. 掌握流行病学和疾病三间分布的概念;统计表的结构;常用统计图及其适用条件。
>
> 2. 熟悉描述疾病流行强度的术语;流行病学研究方法的分类;统计表的编制要求和统计图的绘制方法。
>
> 3. 了解常用流行病学的统计指标。
>
> 4. 学会计算率和构成比;能正确编制统计表;能根据资料的性质和研究目的选择并绘制统计图。
>
> 5. 具有实事求是、团结协作、坚持不懈的科研意识。

　　流行病学是一门方法学,是用科学的方法、原理去解释疾病与健康的分布特征以及与危险因素的关系,以探索病因,预防与控制疾病。统计学是一门工具学科,而反映疾病发生、发展和分布特征的数据收集、整理和分析均要使用统计学。因此,掌握流行病学与统计学是社区护士进行科学研究必备的能力。

第一节　流行病学在社区护理中的应用

> 📖 **导入情景**
>
> 　　某市卫健委为了解全市慢性病患病情况及其影响因素,并为制订全市"十四五"卫生健康发展规划提供依据,决定在全市范围内开展一次慢性病调查工作。
>
> 　　工作任务:
>
> 　　1. 用现况研究方法开展本次调查工作。
>
> 　　2. 用疾病统计指标对研究结果进行分析评价。

　　社区护理的主要目的是从群体的角度预防及控制疾病,维护和促进社区居民健康。为此,社区护士必须熟悉和掌握流行病学的基本知识,能够通过调查和统计分析,对社区人群健康状况作出评

20

估,以便有针对性地开展护理、预防保健和健康指导等工作。

一、流行病学概述

(一) 流行病学的概念

流行病学是研究人群中疾病与健康状况的分布及其影响因素,并研究防治疾病及促进健康的策略与措施的科学。其基本内涵包括:①研究对象是具有某种特征的人群。②研究内容是各种疾病和健康状态,以及亚健康状态。③研究重点是疾病和健康状况的分布及其影响因素。④研究目的是为控制、消灭疾病和促进健康提供决策依据。

> 考点提示:流行病学的概念

(二) 疾病分布

疾病分布是指疾病在不同地区、不同时间和不同人群中存在状态及其发生、发展的规律,简称疾病的"三间"分布。

1. 地区分布 疾病在不同国家之间,在一个国家内部不同地区之间,在城乡之间的分布都有差别。如肝癌多见于亚洲、非洲,乳腺癌、肠癌多见于欧洲、北美洲;在我国,血吸虫病多见于长江中下游地区,食管癌河南林州市高发,肝癌以江苏启东高发。

> 考点提示:疾病的"三间"分布

2. 时间分布 疾病的发生与分布在时间上是一个动态变化过程,其发生的频率随着时间的变化而变化。疾病的时间分布形式主要表现为短期波动、季节性、周期性和长期变异四种类型。

3. 人群分布 人群的一些固有特征或社会特征会对人群的疾病或健康状态造成影响,如年龄、性别、职业、民族与种族、婚姻与家庭、行为生活方式、宗教信仰、人口流动等。对相关特征的研究,有助于探讨疾病或健康状态的影响因素。

(三) 疾病流行强度

疾病流行强度是指在一定时期内,某病在某地区某人群中发病率的变化及其病例之间的联系强度,常用散发、暴发、流行、大流行表示。

1. 散发 是指发病率为历年来一般水平,各病例间在发病时间和地点上无明显联系,表现为散在发生。散发一般相对于范围较大的地区而言。确定是否散发应与当地近3年该病平均发病率进行比较,如当年发病率未明显超过既往平均水平即为散发。

> 考点提示:散发、暴发、流行、大流行的区别

2. 暴发 是指在一个局部地区或集体单位中,短时间内同一种疾病突然发生很多患者的现象。患者多有相同的传染源或传播途径。一次同源暴发,患者均在该病的最短和最长潜伏期之间发病。如托幼机构麻疹等疾病的暴发。

3. 流行 是指在某地区某病的发病率显著超过该病历年发病率水平。相对于散发,流行出现时各病例之间呈现明显的时间和空间联系。例如2009年甲型H1N1流感的流行表现出明显的人与人之间的传播关系和地域间的播散关系。

4. 大流行 某病发病率显著超过该病历年发病率水平,疾病蔓延迅速,涉及范围广,在短时间内跨越省界、国界甚至洲界形成世界性流行,称之为大流行。2009年甲型H1N1流感在某些国家和地区发生流行之后,在短短2个月时间,波及200多个国家和地区。

(四) 流行病学与社区护理的关系

流行病学既是一门预防和控制疾病、促进健康的应用性学科,也是一门方法学,其原理和方法已渗透到医学,甚至非医学的各个研究领域。随着我国卫生体制改革的不断深入,社区卫生服务水平日益提高,社区护理的重要性也愈发凸显。社区医护人员在开展社区卫生保健工作时,早期经常要用流行病学方法调查社区的基本情况,如社区卫生服务资源、居民健康状况及卫生保健需求等,以制订工作计划与实施措施;后期经常要用流行病学原理进行研究和总结,进一步确定新的护理目标。因此,社区护理工作离不开流行病学原理及方法。

二、流行病学研究方法

流行病学研究方法分为观察法、实验法和数理法,以观察法和实验法为主。观察法与实验法是医学科学研究的基本方法。所谓"观察"是在研究者不干预即自然情况下细察事物的现象、动向,描述现状,思考、分析规律;而"实验"则是在研究者对研究对象干预下,进一步观察研究对象发生的改变,由此评价这些干预措施的效果。

(一) 观察法

观察法按是否设立对照组进一步分为描述性研究和分析性研究。

1. 描述性研究 又称描述流行病学,是流行病学研究方法中最基本的类型,主要用来描述人群中疾病或健康状况及暴露因素的分布情况,目的是提出病因假设,为进一步研究提供线索。该类研究还可用来确定高危人群,评价公共卫生措施的效果等,是分析性研究的基础。描述性研究常见的类型主要有:现况研究、公共卫生监测、生态学研究、病例报告、病例系列分析、个案研究、历史资料分析、随访研究等。这里主要介绍现况研究、公共卫生监测和生态学研究。

(1) 现况研究:是指在现在这个特定时点或时期内,对特定范围内人群患某疾病的情况或健康状况以及相关因素进行调查的一种方法,可为进一步的研究提供病因线索。从时间上来说,现况研究收集的是现在这个特定时间断面的资料,故又称为横断面研究。从观察分析指标来说,由于这种研究所得到的频率指标一般为特定时间内调查群体的患病率,故也称为患病率研究。

0302
抽样方法
(拓展阅读)

现况研究分为普查和抽样调查。①普查:是指为了解某病的患病率或某人群的健康状况,在一定时间内对一定范围内人群中的每一个个体逐一进行调查或检查。②抽样调查:是指从总体中随机抽取部分个体作为样本进行调查,以样本的结果推断总体的情况。

(2) 公共卫生监测:是指长期、连续、系统地收集人群中有关公共卫生问题的资料,经过科学分析和解释后获得重要的公共卫生信息,并及时反馈给需要该信息的人或机构,用以指导制订、完善和评价公共卫生干预措施与策略的过程。其目的是为决策者提供决策依据,并评价决策效果。监测内容一般包括疾病、预防接种副作用及药物不良反应等。

(3) 生态学研究:又称相关性研究,是在群体水平上研究某种暴露因素与疾病之间的关系,以群体为观察和分析单位,通过描述不同人群中某种因素的暴露状况与疾病的频率,分析该暴露因素与疾病之间的关系。疾病测量的指标可以是发病率、死亡率等;暴露也可以用一定的指标来测量,如从烟草局等有关部门获得的不同地区人群的烟草消耗量。生态学研究是一种粗线条的描述性研究,仅能提供一定的病因线索。

筛检与诊断

筛检是运用快速、简便的试验、检查或其他方法,将健康人群中那些可能有病或有缺陷但表面上健康的个体,同那些可能无病者区别开来。筛检的主要目的是从健康人群中检查出可疑的患者,以便早期发现可疑患者,为诊断作准备,而诊断是将可疑患者群体区分为患者与非患者两部分的鉴别过程,早期诊断是早期治疗的前提,筛检是这一系列医疗实践活动的开端,没有筛检就没有早期发现、早期诊断、早期治疗,二级预防就无法落实。除此之外,筛检的目的和应用还有:① 发现人群中某些疾病的高危个体,并针对病因采取措施,以减少疾病的发生,降低疾病的发病率,达到一级预防的目的。② 识别疾病的早期阶段,帮助了解疾病的自然史,揭示疾病的全貌。③ 合理地分配有限的卫生资源。

2. 分析性研究　描述性研究的结果一般只能提供病因假设,而要进一步验证假设,则需要进行分析性研究。

(1) 病例对照研究:是选定患有某种特定疾病的人归为病例组,未患有该病但具有可比性的人归为对照组,通过询问、实验室检查或复查病史,搜集各组人群既往各种可疑危险因素的暴露史,测量并比较两组之间各因素的暴露比例,从而判断暴露因素与所研究疾病之间有无关联及关联大小的一种研究方法。这是一种回顾性的,由"果"溯"因"的研究方法。

(2) 队列研究:是将人群按是否暴露于某可疑因素及其暴露程度分为不同组,追踪各组人群的结局,比较不同组之间结局频率的差异,从而判断暴露因素与结局之间有无因果关联及关联大小的一种研究方法。这是一种前瞻性的,由"因"至"果"的研究方法,又称纵向研究。

暴露是指研究对象接触过某种危险因素或保护因素,或具有某种研究特征或行为。

(二) 实验法

在人群中开展的实验性研究,因涉及医学伦理问题,故对实验条件的控制不能像在实验室对动物研究那么严格,故称为试验。根据研究目的和研究对象的不同,通常把实验流行病学研究分为临床试验、现场试验和社区试验3类。

1. 临床试验　以患者个体为单位进行试验分组和施加干预措施,主要用于评价药物或治疗方案的效果,同时也可用于观察药物的不良反应。

📌 考点提示:临床试验、现场试验和社区试验的区别

2. 现场试验　也叫人群预防试验,以尚未患病的人群作为研究对象。与临床试验一样,现场试验中接受处理或接受某种预防措施的基本单位是个体,而不是人群,局限于发病广泛或危害严重的疾病的预防性研究。我国开展的甲型 H1N1 流感疫苗试验是现场试验的优秀范例。

3. 社区试验　也叫社区干预项目,是以人群作为整体进行试验观察,常用于对某种预防措施或方法进行考核或评价。整体可以是一个社区,或某一人群的各个亚人群,如某学校的班级、某工厂的车间或某城市的街道等。为预防地方性甲状腺肿,在整个研究地区的人群中开展食用统一加碘食盐的研究就属于此类研究。

三、社区护理中常用的流行病学统计指标

社区护理人员应熟悉社区护理工作中常用的流行病学统计指标的含义及其计算方法。

(一)相对数的概念及计算

相对数是两个有联系的指标之比。常用的相对数有率、构成比和相对比。

1. 率 表示在一定条件下,某现象实际发生数与可能发生总数的比值,用以说明某现象发生的频率或强度,又称频率指标。常用百分率、千分率、万分率、十万分率表示,一般根据习惯选用。计算公式为:

> 考点提示:率和构成比的区别

$$率 = \frac{某现象实际发生的观察单位数}{该现象可能发生的观察单位总数} \times K$$

式中,K 为比例基数,可以是 100%、1 000‰、10 000/ 万等。

2. 构成比 表示事物内部某一部分观察单位数与同一事物各部分观察单位总数之比,用来说明事物内部各组成部分所占的比重或分布。常以百分数表示,故又称构成百分比。计算公式为:

$$构成比 = \frac{事物内部某一部分观察单位数}{同一事物内部各部分观察单位总数} \times 100\%$$

构成比有两个特点:一是各部分构成比的总和应为 100%(或 1);二是事物内部某一部分的构成比发生变化,其他部分的构成比也会相应地发生变化。

3. 相对比 简称比,是两个有关联的指标之比,用以说明一个指标是另一个指标的几倍或百分之几。计算公式为:

$$相对比 = \frac{甲指标}{乙指标} (或 \times 100\%)$$

与率和构成比不同,相对比计算时两个指标可以性质相同,也可以性质不同;两个指标可以是绝对数,也可以是相对数或平均数;比值可以小于或等于 1,也可以大于 1。

例 3-1:某厂不同工龄工人慢性气管炎的患病情况,试计算患病率、构成比和相对比(表 3-1)。

表 3-1 某厂不同工龄工人慢性气管炎的发生数及其相对数

工龄 / 年	检查人数	患病人数	患病率 /%	构成比 /%	相对比 *
1~	340	17	5.0	11.56	—
5~	254	30	11.8	20.41	1.76
10~	432	73	16.9	49.66	4.29
15~20	136	27	19.9	18.37	1.59
合计	1 162	147	12.7	100.00	—

* 各工龄组与"1~"工龄组患病人数之比。

📖 **知识链接**

应用相对数的注意事项

1. 相对数的分母不宜过小 一般来说,如观察单位足够多,相对数比较稳定,可靠性较高;

如观察例数过少,相对数可靠性较差,此时,最好用绝对数表示。

2. 注意率与构成比的区别 构成比说明事物内部各组成部分占总体的比重;率说明某现象发生的频率或强度。因两者意义不同,实际应用时应注意不能用构成比代替率进行分析。

3. 观察单位数不等的几个率不能直接相加求其平均率,而是各组分子之和除以各组分母之和。

4. 注意资料的可比性 可比性是指除了被比较的研究因素外,其他可能影响结果的因素应尽可能相同或相近。

5. 样本率(或构成比)的比较,除遵循随机化原则外,还需进行假设检验。

(二)常用的流行病学统计指标

1. 生育统计指标

(1)粗出生率:表示某地某年平均每千人口中活产儿数。

$$粗出生率 = \frac{某地某年活产儿总数}{同期该地平均人口数} \times 1\,000‰$$

由于受年龄、性别构成和婚姻状况的影响,粗出生率只能粗略地反映生育水平。

(2)生育率:是指某地某年每千名 15~49 岁育龄妇女中活产儿数。

$$生育率 = \frac{某地某年活产儿总数}{同期 15~49 岁育龄妇女数} \times 1\,000‰$$

生育率消除了总人口中年龄、性别构成不同对生育水平的影响,较粗出生率更能确切地反映生育水平。

(3)自然增长率:表示某地某年每千人口中自然增减人数,等于粗出生率与粗死亡率之差。

$$自然增长率 = 粗出生率 - 粗死亡率$$

由于受人口年龄、性别构成不同的影响,自然增长率只能粗略地估计人口的一般增长趋势,不能用来预测未来人口的发展速度。

2. 疾病统计指标

(1)发病率:表示在一定时期内,可能发生某病的一定人群中新病例出现的频率。

考点提示:发病率的概念

$$某病发病率 = \frac{一定期间某人群某病新病例数}{同期暴露人口数} \times K$$

K=100%、1 000‰、10 000/ 万或 100 000/10 万。

计算发病率需考虑的因素如下:

1)观察时间:多为 1 年,也可以确定较短的时间或更长的时间。

2)新病例数:即在观察期间新发生的某病病例数。如果在观察内,同一个人多次发生某种疾病,则应按多个新发病例计算。对于发病时间难以确定的一些疾病可将初次诊断的时间作为发病时间。

3)暴露人口数:指在观察期间内可能会发生所研究疾病的人数,对那些正在患病及因患病或接受预防接种而在观察期内不可能患该病的人不应计入分母内。但由于实际工作中暴露人口数不易获得,一般使用年平均人口数,即某年 7 月 1 日零时(年中)人口数,或年初与年终人口数之和除以 2

作为年平均人口数。

(2) 罹患率:与发病率一样,也是测量人群新病例发生频度的一个指标。不同的是罹患率多用于衡量小范围、短时间内新发病例的频率。观察时间通常以日、周、月、疾病的一次流行或暴发期为时间单位。其优点是可以根据暴露程度精确测量发病概率,适用于局部地区疾病的暴发、流行等情况,如食物中毒、职业中毒、传染病等。

$$罹患率 = \frac{观察期内某病新病例数}{同期暴露人口数} \times K$$

(3) 患病率:又称现患率,是指在特定时间内,一定人口中某病新旧病例所占的比例。根据观察时间的不同,患病率可分为时点患病率和期间患病率。时点患病率较常用,通常患病率时点在理论上无长度,一般不超过一个月;而期间患病率所指的是特定的一段时间,通常超过一个月。

考点提示:发病率与患病率的区别

$$时点患病率 = \frac{某时点某人群中某病新旧病例数}{该时点人口数(被观察人数)} \times K$$

$$期间患病率 = \frac{某观察期间某人群中某病新旧病例数}{同期平均人口数(被观察人数)} \times K$$

K=100%、1 000‰、10 000/万或 100 000/10 万。

(4) 感染率:是指在某个时间内,受检查的人群中某病现有感染的人数所占的比例,通常用百分率表示。

$$感染率 = \frac{受检者中阳性人数}{受检人数} \times 100\%$$

3. 死亡统计指标

(1) 死亡率:是指某人群在一定时期内死于所有原因的人数占该人群总人数的比例,是测量死亡危险最常用的指标。

$$死亡率 = \frac{某人群某年总死亡人数}{该人群同期平均人口数} \times K$$

K=100%、1 000‰、10 000/万或 100 000/10 万。

死于所有原因的死亡率是一种未经调整的死亡率,称为粗死亡率。粗死亡率受人口年龄构成的影响大,只能粗略地反映人群的死亡水平。死亡率也可按不同特征,如年龄、性别、职业、民族、婚姻状况及病因等分别计算,此即死亡专率。

(2) 病死率:表示在一定时期内(通常为一年),患某病的全部人群中因该病死亡人数的比例。病死率反映疾病对患者生命的威胁程度,以及疾病的严重程度,也可反映对该疾病的医疗水平。

考点提示:死亡率与病死率的区别

$$病死率 = \frac{一定时期内因某病死亡人数}{同期患某病的病例数} \times 100\%$$

4. 疾病防治效果指标

(1) 治愈率:表示接受治疗的病人中治愈的比例。

$$治愈率 = \frac{治愈的病人数}{接受治疗的病人数} \times 100\%$$

(2) 有效率:表示接受治疗的病人中治疗有效者的比例。

$$有效率 = \frac{治疗有效人数}{接受治疗人数} \times 100\%$$

(3) 生存率:又称存活率,是指接受某种治疗的病人或患某病的病人,经若干年随访(通常为1年、3年、5年)后,尚存活的病人数所占的比例。

$$n\,年生存率 = \frac{随访满\,n\,年尚存活的病例数}{随访满\,n\,年的病例数} \times 100\%$$

生存率可用于评价某些病程较长疾病(如癌症、心血管疾病、结核病等)的远期疗效,反映疾病对生命的危害程度。

四、流行病学在社区护理中的实际应用

社区护理使用流行病学调查方法对人群的疾病和健康进行调查,并将其结果应用于社区护理和对居民的健康管理中,制定健康相关政策并应用到卫生行政管理中。

1. 社区人群的健康信息采集 社区护士在社区护理工作中,需要应用流行病学方法和统计指标,采集社区人群健康信息,作为社区护理的基础或参考资料。

2. 社区人群的健康监测及疾病诊断 通过流行病学调查研究,可掌握社区人群的健康状况,做好社区人群的健康护理评估、健康护理诊断,制订科学、有效的社区护理计划和护理措施。对社区中患病的居民做到早发现、早诊断、早治疗,以便获得好的治疗效果。

3. 社区人群的疾病预防和健康促进 及时发现社区中影响人群健康的主要疾病及相关危险因素,确定优先处理的问题和重点人群,为预防疾病及促进社区人群的健康提供科学依据。

4. 社区人群的健康教育 根据流行病学调查结果,社区护士可运用流行病学研究的原理,对人群进行改变不良卫生及生活习惯、避免其他有害污染、减轻工作及生活压力、母婴保健、交通事故预防及老年人卫生保健等方面的教育,以提高社区人群自我保健的意识和能力。

5. 疾病干预措施的效果评价 对社区人群实施疾病预防和控制、健康教育等干预措施后,需利用流行病学统计指标对防治措施的实施情况和干预效果进行评价。

第二节 统计学在社区护理中的应用

📖 **导入情景**

2013年国家第五次卫生服务调查资料显示,调查地区居民应住院而未住院比例为17.1%,城市地区为17.6%,农村地区为16.7%。与2008年相比,应住院而未住院的比例下降了8.0个百分点,城市地区和农村地区分别下降了8.4和8.1个百分点。

工作任务:

1. 准确判断上述统计数据的资料类型。

2. 用合适的统计图、表反映上述调查结果。

统计资料类型
（拓展阅读）

统计学是研究数据的收集、整理和分析的一门科学。统计工作的步骤包括统计设计、收集资料、整理资料和分析资料。统计分析包括统计描述和统计推断。统计描述是用统计指标、统计表、统计图等方法，对资料的数量特征及其分布规律进行描述。本节主要介绍统计表和统计图。

一、统计表

统计表是研究报告和科研论文中呈现统计分析结果的主要形式。广义的统计表包括调查资料所用的调查表、整理资料所用的整理汇总表以及分析资料所用的统计分析表等；狭义的统计表仅指统计分析表。

（一）统计表的结构

统计表一般由标题、标目、线条和数字4部分组成，必要时可以加备注（表3-2）。

表 3-2　标题

横标目名称	纵标目
横标目	数字
合计	

（二）统计表的要求

1. 表号与标题　每张统计表都应有一个表号，按顺序列出，便于查找和在文中引用。表号后空格，后接标题。表号及标题位于表的上方中央，标题要简明扼要地表达表的主要内容，必要时注明资料收集的时间、地点等。

2. 标目　用以说明表格内数字的含义，分横标目和纵标目，如有单位需注明。横标目位于表的左侧，用来说明各横行数字的含义；纵标目位于表的右侧上方，用来说明表内各纵列数字的含义。

3. 线条　统计表的线条不宜过多，一般由三条或四条横线组成，包括顶线、底线、标目线，有合计时则需合计线。复合表纵标目含两个分组变量，之间用短横线隔开。表的左右两侧不应有边线，左上角不宜有斜线，表内不应有竖线。

4. 数字　表内数字必须准确，一律用阿拉伯数字表示。同一指标的小数位数要一致，数字位次要对齐。表内不留空格，资料暂缺或未记录用"…"表示，未调查、无数字用"—"表示。

5. 备注　表内数字或指标需要文字说明时，可以备注。先在该数字或指标右上角用"*"号标注，再在表格下方用文字说明。

（三）统计表的种类

通常按分组标志多少将统计表分为简单表和复合表。

1. 简单表　只按一个特征或标志分组，即由一组横标目和一组纵标目组成，称为简单表（表3-3）。

表 3-3　胃癌病人有无淋巴结转移与预后关系

淋巴结转移	例数	5年生存例数	生存率 /%
有	364	38	10.4
无	266	162	60.9
合计	630	200	31.7

2. 复合表　是按两个或两个以上特征或标志分组的统计表,即由一组横标目、两组或两组以上纵标目组成,称为复合表(表3-4)。

表 3-4　某地某年两个专业大学生吸烟率比较

专业	男性			女性		
	调查人数	吸烟人数	吸烟率 /%	调查人数	吸烟人数	吸烟率 /%
医学专业	577	338	58.6	592	13	2.2
师范专业	518	312	60.2	316	25	7.9
合计	1 095	650	59.4	908	38	4.2

(四) 统计表的修改

编制统计表的原则是重点突出、简单明了、层次分明和数字准确。但在实际工作中,如统计表的编制未能很好地满足编制要求,存在不足之处,应进行修改(表3-5)。

表 3-5　两个治疗组的对比

并发症	西药组			中西药结合组		
	例数	结果		例数	结果	
		良好	死亡		良好	死亡
休克	13	6	7	10	10	0

表 3-5 的主要目的在于表达西药组和中西药结合组两种疗法治疗急性心肌梗死并发休克疗效的对比,反映两组疗效的差别情况。不足之处在于:①标题太简单,不能概括表的主要内容。②纵横标目安排不当,标目重复,层次不清。③两组疗法的数字未能紧密对应,不便于相互比较。④线条过多,而且出现了竖线。修改如下(表3-6):

表 3-6　某年某地治疗急性心肌梗死并发休克患者的疗效比较

治疗组	良好	死亡	合计
西药组	6	7	13
中西药结合组	10	0	10
合计	16	7	23

二、统计图

统计图是用点的位置、线段的升降、直条的长短、面积的大小等表达统计数据的一种形式。医学统计中常用的统计图有直条图、百分条图、圆图、线图、直方图等。

(一) 绘制统计图的基本要求

1. 选图　根据资料的性质和分析目的选择适合的统计图。

2. 图号和标题　每张统计图都要有图号和标题,图号按顺序排列,便于查找和文中引用;标题要简明扼要地说明图形表达的主要内容,必要时注明资料收集的时间和地点;图号和标题一般位于图的下方中央。

3. 标目　统计图通常有横轴和纵轴,标目用来表示横纵轴的含义,有单位时须注明。绘制统计图时,纵轴与横轴的比例一般以 7 : 10 为宜。

4. 尺度　横轴尺度自左而右,纵轴尺度自下而上,数量一律由小到大,等距标明。直方图和直条图纵轴坐标要从"0"开始。

5. 图例　比较不同事物时,宜选用不同的线条或颜色表示,并附图例加以说明。

(二)常用统计图的适用条件与绘制方法

1. 直条图　简称条图,用等宽直条的长短来代表各指标数值的大小,表示它们之间的对比关系,适用于按性质分组的各个独立的、非连续性变量资料,可分为单式(图3-1)和复式(图3-2)两种。绘制要点如下:

> ⊕ **考点提示**:统计图的适用条件

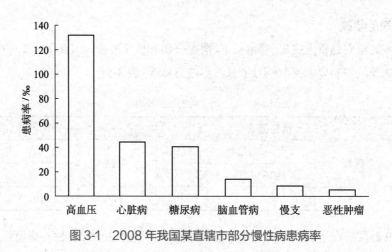

图 3-1　2008 年我国某直辖市部分慢性病患病率

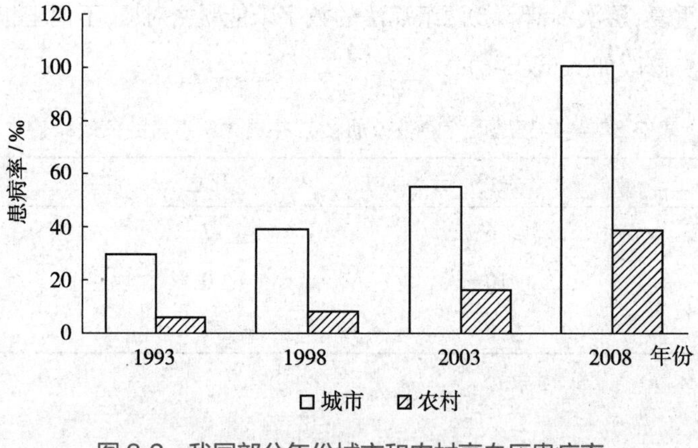

图 3-2　我国部分年份城市和农村高血压患病率

(1) 坐标轴:横轴为观察项目,纵轴为观察项目对应的数值,纵轴坐标必须从"0"开始。

(2) 直条的宽度:各直条应等宽、等间距,间距和直条宽度相等或为其一半。复式直条图中,同一观察项目的各组之间无间隔,并用图例加以说明。

(3) 排列顺序:各直条可根据数值从大到小或从小到大排列,或按时间顺序排列,以便于比较。

2. 百分条图　用于表达各组成部分在总体中的比重,适用于构成比资料。绘制要点如下:

(1) 标尺:画在图的上方或下方,起始的位置、总长度和百分条图一致,并和百分条图平行。全长为100%,分成10格,每格10%。

(2) 分段:按各部分所占百分比的大小排列,每一部分上可标出百分比。

(3) 图例:各部分用不同的图案或颜色加以区别,并在图外附图例说明。

(4) 多组比较:如比较的事物不止一个,可在同一个标尺上画几个平行的百分条图,以便比较(图 3-3)。

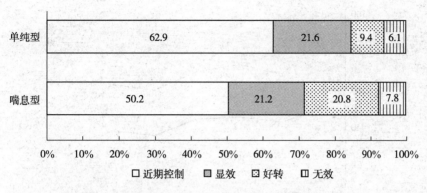

图 3-3 某药物治疗喘息型和单纯型支气管炎疗效

3. 圆图 是以圆形总面积作为 100%,将其分割成若干个扇面表示事物内部各组成部分的比重,适用于构成比资料。绘制要点如下:

(1) 绘制一圆形,将各指标的构成比乘以 360°,即为其所占扇形的圆心角度数,然后用量角器绘制。

(2) 从相当于时钟"12"点的位置开始,将各扇形面积按顺时针方向、由大到小顺序排列。

(3) 每部分用不同线条或颜色表示,附图例说明,并在图上标出百分比。

(4) 若有两个或两个以上性质相同的资料比较,可以画两个或两个以上直径相同的圆,以便比较(图 3-4)。

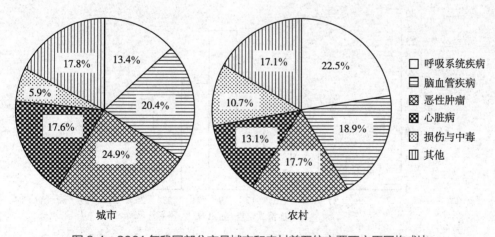

图 3-4 2001 年我国部分市县城市和农村前五位主要死亡原因构成比

4. 普通线图 简称线图。用线段的升降来表示事物在时间上的发展变化过程,或表示一种变量随另一种变量变化的趋势,适用于连续性变量资料。绘制要点如下:

(1) 横轴表示某一连续变量,如时间、年龄等,纵轴表示指标的数值,如率、频数等。横、纵坐标均采用算术尺度,且纵坐标一般从"0"开始,若图形的最低点与"0"点差距较大,则可在纵轴基部做折断处理。

(2) 根据数据资料在坐标上定位,各点应点在组段中间。相邻的两点用线段连接,不能将折线绘制成光滑曲线。

（3）线图分为单式线图和复式线图，单式线图中只有一条折线，复式线图有两条或两条以上的折线。复式线图需用不同的颜色或不同的线条加以区别，并附图例说明（图 3-5）。

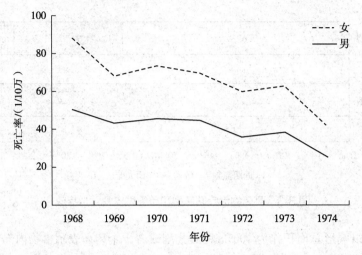

图 3-5　某地 1968—1974 年男女结核病死亡率

5. 直方图　用矩形的面积代表频数或频率的多少，适用于连续性变量资料。绘制要点如下：

（1）坐标轴：横轴表示变量，刻度可不从"0"开始；纵轴代表频数或频率，刻度必须从"0"起开始。

（2）直方图中各矩形的宽度为组距，高度代表该组的频数或频率，各组段的组距应相等。如组距不等，应折合成等距后再绘图。

（3）各矩形间不留间隙（图 3-6）。

扫一扫，
看总结

扫一扫，
测一测

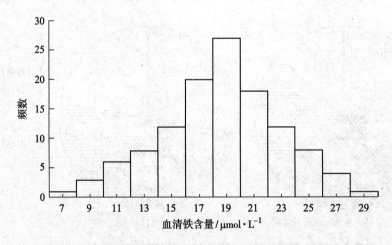

图 3-6　某年某地 120 名 18~35 岁健康男性血清铁含量频数分布

（吴秋平）

第四章 社区家庭护理

 学习目标

1. 掌握家庭的概念、结构和功能;家庭访视的概念;家庭访视的类型和步骤。
2. 熟悉家庭生活周期与护理重点;家庭护理的概念和家庭护理程序。
3. 了解家庭护理评估常用工具及其含义;家庭资源、家庭访视的技巧和安全管理。
4. 学会正确运用护理程序,对家庭进行健康评估,并对问题家庭进行健康指导。
5. 具有以家庭为中心的护理理念,具有独立解决问题的能力。

　　家庭是人生的第一课堂,个人的价值观、生活习惯和性格在很大程度上受家庭环境的影响。因此,个人的健康与家庭健康密切相关。同时,家庭又是构成社区的基本单位。家庭健康可直接影响社区整体健康,所以家庭健康护理是社区护理的重要内容,加强家庭健康护理有利于社区整体健康。

第一节　家庭与健康

📖 **导入情景**

　　小明,女,14岁,学生。由母亲陪同就诊,确诊为单纯性甲亢。采用药物治疗,定期复查,由母亲督促用药。然而,治疗3个月,病情未见好转,而原因是未能每天坚持服药。问其缘故,却因其父认为年纪轻轻不能天天吃药,主要靠锻炼,而小明的母亲亦不敢多说。

　　工作任务:
1. 指出该家庭处于 Duvall 家庭生活周期的阶段和此阶段家庭发展主要任务。
2. 分析目前该家庭功能存在的问题。

一、家庭概述

(一)家庭的概念

家庭是最小的社会组织,是社会的基石。传统意义上的家庭是指由婚姻关系、血缘关系、法定领

33

养与监护关系等所组成的社会基本单位。目前我国大多数家庭都属于传统意义的家庭。家庭为其成员提供一个安定的居住场所,成员之间彼此相爱、互助共享,人类得以延续。

(二) 家庭的特征

从法律意义上看,家庭是共同生活的成员间互享法定权利、互负法定义务的亲属团体。家庭特征主要有:

1. 家庭是一个生活单位　婚姻是家庭的起点、基础和根据,血缘关系是家庭中第二种关系。组成家庭的成员以共同生活和密切的经济交往为条件。

2. 家庭成员一家亲　家庭是由一定范围的亲属组成的共同生活单位。如夫妻、父母子女、祖孙、兄弟姐妹等,家庭成员一般为亲属,而亲属不一定是家庭成员。

3. 权利与义务对等　家庭成员间互享法定权利、互负法定义务。家庭成员间必须基于共同的生活目的而相互之间具有权利和义务关系,这也是法律调整家庭关系的价值所在。

(三) 家庭的类型

家庭的类型是家庭的外部结构,我国常见的家庭类型一般分为以下几种:

> 考点提示:家庭的类型

1. 核心家庭　即小家庭。由一对夫妇一代人组成的,或外加未婚子女或收养子女两代人组成的家庭,是家庭类型中最稳定的一种方式,是我国主要的家庭类型。

2. 主干家庭　又称直系家庭,是核心家庭的纵向扩大,是指由父母同一对已婚子女、未婚子女和 / 或孙子女构成的家庭。在我国,主干家庭曾为主要家庭类型,但随着社会的发展,此类型家庭已不再占主导地位。

3. 联合家庭　又称旁系家庭、复式家庭,是核心家庭的横向扩大,是指由两对或两对以上的同代夫妇及其未婚子女组成的家庭,包括父母同几对已婚子女及孙子女构成的家庭、两对以上已婚兄弟姐妹组成的家庭。这类家庭较为少见。

4. 单亲家庭　是指由因离异、丧偶而未婚的单身父亲或母亲及其子女或领养子女组成的家庭。单亲家庭的特点是人数少、结构简单,家庭内只有一个权力和活动中心,但可能会受其他关系的影响。此外,经济来源相对单一。

5. 其他家庭　包括单身家庭、重组家庭、同居家庭、群居体及同性恋家庭等。这样一些家庭往往角色缺损,结构不完整,家庭不稳定,有可能发生或诱发各种健康问题。

📖 知识链接

第六次全国人口普查家庭户型特征

以 2010 年 11 月 1 日零时为标准时点的第六次全国人口普查数据表明,31 个省、自治区、直辖市共有家庭 40 152 万户,家庭户人口 124 461 万人,平均每百个家庭户的人口为 310 人,比 2000 年人口普查的 344 人减少 34 人。家庭规模继续缩小,主要是由于受我国生育水平不断下降、流动人口增加、年轻人婚后独立居住等因素的影响造成的。

二、家庭结构与功能

(一)家庭结构

家庭结构分为家庭外部结构和家庭内部结构。家庭外部结构是指家庭人口结构,即家庭类型;家庭内部结构是指家庭成员间的互动行为,包括家庭角色、权利结构、沟通方式和家庭价值观,反映家庭成员间的相互作用和相互关系。

1. 角色结构 是个人在家庭中的地位和在家庭关系中的身份,其决定了个人在家庭中的责任、权利和义务。每个家庭成员都有一个明确的身份,承担着不同的角色。如果不能很好地扮演各自的角色,常常会发生家庭冲突,影响家庭成员的身心健康。

2. 权力结构 权力是履行个人意志的能力,是个人具有实际或潜在的改变家庭其他成员行为的个人影响力,即个人在家庭中的控制权和支配权。家庭权力结构包括传统权威型、情况权威型、感情权威型和分享权威型。家庭权力结构随着家庭生活周期及社会的变迁而改变。

3. 沟通结构 是指家庭成员间在情感、愿望、需求、价值观、意见和信息进行交换的过程,最能反映家庭成员间的相互关系,是评价家庭功能状态的重要指标。家庭成员间通过语言与非语言方式进行平等和开放的沟通,能化解家庭矛盾,解决家庭问题,促进家庭成员间的关系和睦。

4. 家庭价值观 是指家庭判断是非的标准,以及对某件事情的价值所持的态度与看法。价值观受社会文化、宗教信仰及现实状况的影响。家庭的生活方式、教育方式、保健观念与健康行为等都受到家庭价值观的影响,成为家庭生活的一部分。特别是健康观与疾病观直接关系到成员的就医行为、遵医行为等,因而对维护家庭健康至关重要。

(二)家庭功能

1. 情感功能 情感是形成和维持家庭功能的重要基础。家庭成员之间通过彼此相互理解、关心和情感支持,缓解和消除社会生活带来的烦恼、压力,从而维持正常的心理状态,使成员有归属感和安全感。

> 考点提示:家庭功能

2. 经济功能 家庭提供和分配物质资源,以满足家庭成员的衣、食、住、行、教育、医疗、娱乐等各方面的需求,同样是家庭的基本功能。

3. 生殖功能 具有繁衍和养育后代、赡养老人的功能。通过生育子女、供养照顾老年人,从而达到延续人类社会的目的。

4. 社会化功能 人的社会化进程始于家庭,家庭是人生的第一课堂,父母是孩子的第一任老师。家庭具有帮助年幼成员从"生物人"逐步向"社会人"转化的责任与义务。家庭是年幼成员学习语言、知识、社会规范及养成行为习惯的主要场所。家庭为年幼成员提供适应社会的经验,使其能适应社会。

5. 健康照顾功能 家庭不仅有保护、促进成员健康的功能,更有在成员患病时提供各种所需照顾和支持的功能。同时家庭有能力应对压力和危机。

三、家庭生活周期与护理重点

家庭生活周期是指以家庭为单位的一系列发展阶段,指家庭从成立开始,经历发展的各个阶段,最终归于消亡的整个生命过程。家庭生活周期一般分为形成期、扩张期、收缩期和衰弱期。在每个发展阶段中,家庭的中心任务不同,对健康的需求不同,社区护士提供的健康咨询内容也不同。根据杜瓦尔(Duvall)理论,家庭生活周期由八个阶段组成(表 4-1)。社区护士应帮助家庭和家庭成员预防和解决各发展阶段的健康问题,促进家庭完成发展任务,引导家庭向成熟健康的方向发展。

表 4-1 Duvall 家庭生活周期表

阶段	定义	主要发展任务	护理保健重点
新婚期	结婚、妻子怀孕	性生活和谐 计划生育 双方交流沟通 适应新的社会环境	婚前健康检查 性生活指导 计划生育指导 心理咨询
婴幼儿期	最大孩子介于 0~30 个月	父母角色的适应 经济压力增加 养育和照顾孩子的压力 母亲产后恢复	母乳喂养 新生儿喂养 预防接种 婴幼儿营养与发育 哺乳期性生活指导
学龄前期	最大孩子介于 30 个月 ~6 岁	儿童的身心健康 孩子与父母部分分离(上幼儿园)	合理营养 监测和促进生长发育 疾病防治 形成良好的习惯 防止意外事故
学龄期	最大孩子介于 6~13 岁	儿童的身心发展 孩子适应上学,逐步社会化 性教育问题	合理营养 逐步社会化 防止意外事故 引导正确应对学习压力
青少年期	最大孩子介于 13~20 岁	青少年的教育与沟通 异性交往和性教育 与父母代沟及社会化问题	防止意外事故 健康生活指导 青春期教育与性教育 防止早恋、早婚
青年期	最大孩子离家至最小孩子离家	父母与孩子的关系 父母开始有孤独感 疾病开始增多 重新适应婚姻关系 照顾高龄父母	心理咨询 消除孤独感 定期体检 更年期保健
空巢期	所有孩子离家至退休	重新适应夫妻两人生活 计划退休后生活 疾病问题	定期体检 防止药物成瘾 防范意外事故 改变不健康生活方式
老年期	退休至死亡	适应退休生活 经济及生活的依赖性高 面临慢性病、衰老、丧偶、死亡	防治慢性病 孤独心理的照顾 提高生活自理能力 提高社会生活能力 丧偶期照顾 临终关怀

四、家庭与健康的关系

（一）健康家庭的概念

健康家庭是指家庭中每一个成员及其相互关系都处于良好的状态,能够提供满足身心健康需要的内部和外部资源的家庭。它能够满足和承担个体的成长,维系个体面对生活中各种挑战的需要。

> ### 📖 知识链接
>
> #### 家庭健康掌门人
>
> 家庭中的一位成员为家庭其他成员建立健康档案、挂号、在线问诊、购买健康险,成为家庭健康管理的组织者、引导者、影响者和决策者,被统称为"家庭健康掌门人"。
>
> 《中国家庭健康大数据报告(2017)》显示,我国居民健康关注逐渐从医院转移到社区,又从社区转移到家庭,出现三大显著变化:国民健康生活意识增强、积极预防的健康理念深入人心、家庭健康管理意识提升。
>
> 报告通过线上就医行为数据,把健康需求与医疗健康服务供应的匹配情况进行比对,得出2017年家庭健康三大亮点:一是家庭健康掌门人的功能正逐渐显现;二是家庭医生作为健康守门人的任务职能日益清晰;三是在线就医已成为居民健康需求的一种重要形式。年轻人开始积极承担起维护家人健康的责任,女性掌门人成为购买家庭健康险的主要群体。

（二）家庭对健康的影响

家庭可通过遗传、生长发育与社会化、疾病与康复等给健康带来直接的或间接的影响。

1. 对遗传的影响 许多疾病可通过基因遗传,如先天愚型。一些慢性病如糖尿病、高血压、恶性肿瘤都有明显的家族聚集性,常为多基因遗传。遗传因素对精神疾病具有重要的影响。

2. 对生长发育和儿童社会化的影响 儿童生长发育离不开家庭,个人身心发展的重要阶段主要在家庭内完成。不健康或病态的家庭环境与儿童躯体、心理和行为方面的疾病密切相关。如长期缺乏父母照顾的孩子,在自杀、抑郁和社会病态人格方面有更大危险性。

3. 对疾病传播的影响 疾病在家庭中的传播多见于传染病和神经官能症,家庭的健康观、生活方式和生活习惯直接影响疾病在家庭中发生、发展和传播。

4. 对发病和死亡的影响 家庭的生活方式、生活习惯及生活压力均可影响家庭成员的发病率和死亡率,还影响家庭对医疗服务的使用程度。家庭的完整性也影响健康,丧偶、离婚和独居者的死亡率均比婚姻关系正常者高。

5. 对康复的影响 能得到家庭成员的关心和照顾的患者,常表现出乐观的态度和战胜疾病的信心,康复也比较顺利。

6. 对求医行为、生活习惯和行为方式的影响 家庭成员的健康理念往往相互影响,并影响家庭成员的求医行为。家庭的支持也常影响家庭成员求医的频度。家庭中的成员具有相似的生活习惯和行为方式,一些不良的生活习惯和行为方式也多为家庭成员所共有,明显影响家庭成员的健康。

（三）健康家庭具备的条件

健康家庭应具备以下5个条件:

📌 **考点提示·**健康家庭具备的条件

1. 良好的交流氛围 家庭成员能彼此分享感受、理想,相互关心,相互帮助,彼此沟通,相互了解,化解冲突。

2. 增进家庭成员的发展 家庭给各成员足够的自由空间和情感支持,使成员有成长机会,能够随着家庭的改变而调整角色和职能。

3. 能积极地面对矛盾及解决问题 对家庭负责任,并积极解决问题。遇有解决不了的问题,不回避矛盾并寻求外援帮助。

4. 有健康的居住环境及生活方式 能认识到家庭内的安全、营养、运动、闲暇等对每位成员的重要性。

5. 与社区保持联系 健康家庭能有规律地参加各种活动,不脱离社会,充分运用社会网络,利用社区资源满足家庭成员的需要。

创建幸福
家庭活动
(拓展阅读)

五、家庭资源

家庭资源是指为了维持家庭的基本功能、应对家庭压力事件或危机状态,家庭所必需的物质和精神上的支持。一个家庭可利用的资源越充足,则越有利于家庭及其成员的健康发展。家庭资源一般分为家庭内资源和家庭外资源。家庭内资源包括经济支持、情感支持、健康管理、信息和结构支持。家庭外资源有社会、文化、宗教、经济、教育、医疗和环境资源等。

第二节 家庭访视

📖 导入情景

李某,女,30 岁。顺产正常足月儿,现产后 3 天,拟出院。辖区社区卫生服务中心接到访视通知单,拟对该家庭进行访视。

工作任务:

1. 说出新生儿家庭访视的次数和时间。

2. 说出新生儿家庭访视的步骤和具体内容。

一、家庭访视概述

(一)家庭访视的概念

家庭访视,简称家访,是指为了维持和促进个人、家庭和社区的健康,在服务对象家中,为访视对象及其家庭成员提供的护理服务活动。

(二)家庭访视的目的

护士通过家庭访视,能实地了解家庭环境、家庭成员的健康状况、家庭结构和家庭功能,从而发现家庭健康问题和危险因素;能运用家庭内、外资源,实施护理服务,促进家庭功能。

我国社区护理服务的家访,除了临时性的急诊家访外,目前更多的是为慢性病患者提供居家护理服务、为产褥期的妇女和婴儿提供居家保健服务。

(三)家庭访视的类型

家庭访视根据其目的不同,可分为以下 4 种:

1. 预防性家庭访视　目的是预防保健和健康促进。如产后访视、新生儿访视等。

2. 评估性家庭访视　目的是为护理对象的家庭进行评估。常用于有家庭危机或有健康问题的患者家庭及年老、体弱或残疾人的家庭评估。

3. 连续照顾性家庭访视　目的是为患者提供连续性的照顾，常定期进行。主要用于患有慢性病或需要康复护理的患者、某些急性病患者、行动不便患者、临终患者及其家属。

4. 急诊性家庭访视　解决临时性的、紧急的情况或问题，如外伤、家庭暴力等。

(四) 家庭访视对象及访视次数

1. 家庭访视的对象　主要为存在健康问题或潜在健康问题的家庭，包括新生儿家庭、暴力家庭、不完整家庭、具有遗传性危险因素或有残疾人的家庭、功能不完善的家庭、慢性病患者的家庭。

2. 家庭访视的次数　可根据家庭的具体情况而定，另外还需要考虑社区护理工作人员的数量、护理对象和社区护士的时间、护理对象需要解决问题的轻重缓急程度、国家和地方制定的卫生服务政策以及预算等。如新生儿访视分为初访、周访、半月访、满月访，新生儿出院回家后 24 小时内，一般不超过 72 小时进行首次家庭访视，正常足月产新生儿访视次数不少于 3 次。

(五) 家庭访视的内容

家庭访视主要内容包括：判断家庭存在的健康问题，制订援助计划，进行家庭成员的健康管理。为个体或家庭提供直接的护理，开展健康教育和生活方式干预，指导利用社会资源，积极开展协调、合作服务。

(六) 家庭访视的优点与缺点

家庭访视的优点是服务对象在自己熟悉的环境讨论自己的担忧和需求，有利于接受信息；有利于社区护士针对患者及其家属的具体情况进行个体化服务，还可指导家庭成员参与服务，减少住院次数，缩短住院时间和降低医疗费用。缺点是时间和费用上消耗较多，工作效率相对较低，护士难以控制家庭中的不利因素，过于密切的访视可能造成抵制或恐惧情绪，家中实施侵入性治疗存在安全隐患，还需要考虑护士的安全问题。

二、家庭访视步骤

(一) 访视前准备工作

1. 确定访视对象　安排访视优先顺序的原则是：群体较个体优先、儿童较成人优先、急性病较慢性病优先、非传染病较一般传染病优先等。如果社区护士一天内需访视多个家庭，则

访视的优先顺序为：先访视非传染性疾病的新生儿家庭、慢病患者家庭，后访视有一般传染性疾病的家庭。

2. 明确访视的目的　社区护士在家访前要了解家庭一般情况，查阅服务对象健康档案，明确访视目的。

3. 准备访视物品　访视前应准备的基本物品包括常用体检工具、消毒物品、外科器械、隔离用物、常用药物、注射用具、记录单、健康教育材料、联系工具、垃圾袋等。根据访视目的增设的访视物品如新生儿家访时增加体重秤。另外，需准备可利用的家用物品，如浴巾、各种玩具等。

4. 联络被访家庭　一般通过电话预约，确定家庭需要访视的原因、询问家庭的需求、预约访视

的时间,以及了解确切的地址与确定的访视路径。

5. 安排访视路线　社区护士根据具体情况安排一天的家庭访视路线,一般以顺路路线作安排,新生儿、问题较严重者安排在先,有传染病或感染性疾病安排在后。

(二) 访视中的工作

家庭访视分为初次访视和连续性访视。初次访视主要是与访视对象建立良好的信任关系,获取基本资料,初步确定家庭主要健康问题,并进行相应的指导,提供护理服务,达到访视目标。

1. 建立信任关系　初次访视是后期访视的重要基础,社区护士要与访视对象及其家庭建立信任、友好的关系,这种关系的建立涉及整个访视时期,信任是家庭访视成功的首要条件。社区护士按时上门、入室介绍、知情同意,告知访视目的和访视内容,尊重和保护被访家庭隐私。

2. 评估、计划与实施　访视工作按社区护理程序开展,对访视对象、其他家庭成员以及家庭进行评估,掌握家庭存在的问题。根据评估结果和家庭的意见与访视对象共同制订护理计划,提高访视对象的主动参与能力,降低抵触情绪,使护理计划更适合访视对象。进行健康教育或护理操作,操作结束时整理访视用物,洗手,妥善处理污染物。

3. 简要记录访视情况　包括访视日期、到访和离开时间、访视人员、病情进展情况、提供的护理服务等。记录的重点应为护理人员提供的护理服务及患者的反应。

4. 结束访视　与访视对象一起简要总结。把控访视时间,适时结束,预约下次访视时间,交代下次访视服务对象要做的准备。

连续性访视时,社区护士访视前需对上次计划进行评价和修订,再制订下次的访视计划,并按新制订的计划进行护理和健康指导。同时在访视时,也应不断地搜集资料,以便及时发现和解决问题,并为以后的访视提供充分的依据。

(三) 访视后的工作

1. 消毒和物品补充　每次家庭访视结束,要做好访视物品的检查、整理,消毒使用过的物品,并补充访视包。

2. 记录和总结　及时整理家访的现场记录,尽量避免回忆性记录。记录包括护理对象的反应、检查结果、现存的健康问题、协商内容和注意事项等,做好阶段性总结。最好建立资料库和家庭健康档案。

3. 修改护理计划　及时分析和评价护理效果和访视目标达成情况,根据收集的资料和新出现的问题,修改并完善护理计划,并制订下次访视计划。

4. 交流汇报　与社区医务人员沟通,交流汇报访视对象的情况,如个案讨论、汇报等,同时争取其他管理和服务机构的支持,商讨解决问题的办法。

三、家庭访视安全管理与遵循的原则

🚩 考点提示:家庭访视安全管理

(一) 家庭访视的安全管理

1. 规范服务　由于家庭的情况复杂,社区卫生服务机构应建立安全制度,社区护士在家访过程中应注意安全问题,签订家庭访视协议,按照规定开展工作。

2. 着装得体　穿着要适合社区护士职业身份,整洁、协调、便于工作。

3. 按计划访视　访视前应了解被访个体或家庭的情况,在社区服务中心(站)留下家访的行程计划,尽量在计划时间内家访,特殊情况应征得社区服务中心(站)同意。

4. 注意交通安全 路途上注意交通安全,去偏僻地方或独居的异性家庭时,应要求有陪同人员同行。

5. 灵活应对突发事件 提供访视护理时,遇到被访家中有情绪异常者,或有不能控制的不安全因素,如遇到有敌意、发怒、情绪异常的访视对象,在提供急需的护理后可立即离开现场。如果在访视对象的家中看到如打架、酗酒、吸毒等不安全因素,可立即离开,并酌情报告相关部门。

6. 注意物品安全 随身携带证件、零钱及通信工具,家访时不要佩戴贵重的首饰和携带过多现金。访视只携带必需物品,护理箱应放在护士的视野内,防止小孩玩弄或宠物触碰。

7. 保护访视家庭安全 注意与访视对象保持一定的距离,以免影响家庭的功能。保证访视对象的安全,访视过程中尽量要求访视对象家属在场。如访视家庭中有人发生危险,必须立即给予处理,同时报警或通知急救中心。

8. 做好文件记录和签署工作 做好相关记录和文件的签署,掌握职业范围,避免医疗纠纷,慎重对待无把握或没有定论的信息。

(二)访视护士与家庭共同遵循的原则

家庭访视过程中,强调从家庭整体的角度发现和解决问题。按计划进行家庭访视,保护被访家庭的隐私,保证访视对象和家庭的安全。充分认识到家庭在促进健康中的主导地位,家庭要积极配合和主动参与,积极寻求在家庭内解决问题的办法,社区护士与护理对象和家庭共同制订护理计划并参与监督计划的实施。贯彻三级预防的理念,以一级预防为主。家庭和社区护士要充分利用社区的资源,以解决家庭的健康问题。

四、家庭访视的技巧

家庭访视成功的关键在于社区护士与辖区居民彼此要建立友好的关系,具备发现问题、分析问题、处理和解决问题的能力。

1. 明晰家庭访视的目的,有的放矢 例如对新生儿哺乳、预防接种及产妇的康复和照护等方面进行健康教育,并建立相关的档案,沟通的主要内容应是新生儿的生长发育情况和产妇的恢复情况。

2. 分清阶段,找准家庭健康问题 例如空巢期家庭,成员逐渐出现老龄化,并患有慢性病。因此,家庭访视应围绕老年健康展开。

3. 真实坦诚,知情允许,循序渐进 所有的沟通和记录都应建立在承诺—知情—同意的基础上,注意保护家庭隐私。访视提问要严谨有序,先问普通问题,后问特殊问题,取得理解和信任后,再涉及敏感问题。

4. 准备周到,顺利入户 先期准备和沿途观察可以让医护人员更加充分地了解家庭的内、外环境,注意语言、语调和语气等。在家庭访视中,医护人员要根据患者的状况调整自己的开场白,介绍此次来访的目的、大约占用的时间。此外,要着装整洁、举止文明、谈吐得体,树立良好的职业形象。

5. 用心倾听,紧扣主题 认真倾听对方的叙述,了解其感受,尊重他们对健康的看法。在倾听过程中,要全神贯注,集中精力,保持目光接触,保持适宜的距离与得体的姿势,倾听时注重鼓励与回应。允许访视对象适度宣泄。

6. 善用体态语言,提高交流效果 访视对象的摇头、叹息、愁眉、流泪等,都暗藏着语言所没有表达出来的情绪和心理状况,而医护人员的微笑、点头、握手等也具有语言所不能达到的功效。

第三节　家庭护理

导入情景

李某,女,56岁,退休。李某父亲79岁,瘫痪卧床,生活不能自理,由李某护理。李某因腰痛、肩痛和头痛就诊。家访观察:李某父亲右侧偏瘫,左侧本可活动,但全部事情却全让女儿帮助做,如为父亲翻身、擦身、向轮椅转移等。李某照顾父亲已力不从心,感到生活暗淡、烦躁和苦恼,自己承受不了,但由于责任和义务的关系,依然每天坚持护理父亲。

工作任务:

1. 提出家庭健康护理诊断。

2. 制订家庭健康护理计划。

一、家庭护理概述

(一) 家庭护理概念

家庭护理是以家庭为单位,以家庭伦理为指导思想,以护理程序为工作方法,护士与家庭共同参与,在护理对象的家中实施的确保家庭健康的一系列活动。家庭护理通过家庭访视和居家护理得以实现。

(二) 家庭护理的对象

家庭护理的直接对象是各年龄段的患者,包括在家疗养的慢性病患者、出院后病情已稳定但还需要继续治疗的患者、临终患者、需要康复治疗的患者。间接对象则包含患者的家属、亲友、主要照顾者等。

知识链接

家 庭 病 床

家庭病床是医疗单位对适合在家庭条件下进行检查、治疗和护理的某些患者在其家庭就地建立的病床。家庭病床的建立使医务人员走出医院大门,最大限度地满足社会医疗、护理需求;服务的内容也日益扩大,包括疾病普查、健康教育与咨询,预防和控制疾病发生、发展;从治疗扩大到预防,从生理扩大到心理,从技术活动扩大到社会活动,从医院内扩大到医院外,形成了一个综合的医疗、护理体系。

(三) 家庭护理目的

家庭护理的主要目的是维护和提高家庭健康水平及自我保健功能。家庭护理的核心是家庭健康,健康的家庭应具备维持和发展家庭成员健康功能的能力和责任。

(四) 家庭护理的内容

1. **家庭各成员的健康**　包括个人的健康观、对疾病的理解和认识程度、疾病带来的情绪变化等。

2. 家庭成员间的相互关系　即患病后维持家庭功能的情况。如沟通、适应改变后的角色、交流感情、家庭内工作分工的改变等。

3. 家庭健康与社会之间的关系　即家庭与社会的沟通，家庭利用社会资源和社会援助系统的情况等。

(五) 家庭护理的原则

1. 保密原则　保守被护理家庭的秘密是对社区护士职业道德的基本要求。

2. 规范服务原则　提供社区护理职责和要求范围内的服务，不能向患者推销药品、用品、器具等。

3. 安全原则　社区护士既要保护好护理对象的安全，还要保护好自身的安全。

4. 资源共享原则　充分利用家庭内外资源，确保护理效果，促进家庭健康。

5. 协同原则　社区护士与家庭共同参与制订护理计划，对落实护理计划有重要影响，社区护士要主动调动家庭参与的积极性。

二、家庭护理程序

社区护士提供家庭护理服务时，在 Frieman 家庭评估模式指导下，运用护理程序对家庭进行全面评估、提出护理诊断、拟定护理计划、实施干预和评价。

> 考点提示：家庭护理评估工具

(一) 家庭护理评估

家庭护理评估是为确定家庭存在的健康问题，借助家庭评估工具而收集主客观资料的过程，为进行有针对性支持提供可靠依据。

1. 家庭护理评估内容　家庭护理评估的目的是收集与家庭健康相关的资料，明确健康问题给家庭带来的影响，家庭自身应对问题的能力，以及家庭应对问题采取的方式和方法。以 Frieman 家庭评估模式为基础的评估内容见表 4-2。

表 4-2　家庭健康评估内容

评估项目	评估具体内容
家庭一般资料	1. 家庭住址及类型
	2. 家庭成员职业、年龄、教育程度
	3. 家庭成员生活习惯，如饮食、睡眠、休假等
	4. 家庭经济收入
	5. 家庭成员健康状况及医疗保险形式
	6. 家庭健康管理状况
	7. 住宅环境对家庭成员健康有无危险
家庭中患病成员的状况	1. 患病的种类和日常生活受影响程度
	2. 愈后状况的推测
	3. 日常生活能力
	4. 家庭角色履行情况
	5. 疾病带来的经济负担
家庭发展阶段及其发展任务	1. 家庭目前的发展阶段及其发展任务
	2. 家庭履行发展任务的情况

续表

评估项目	评估具体内容
家庭结构	1. 家庭成员间的关系 2. 沟通与交流 3. 家庭角色 4. 家庭权利 5. 家庭与社会的交流 6. 价值观与信仰
家庭功能	1. 家庭成员间情感 2. 促进子女社会化情况 3. 家庭自我保健行动
家庭与社会的关系	1. 家庭与亲属、社区、社会的关系 2. 家庭利用社会资源的能力
家庭应对和处理问题的能力和方法	1. 家庭成员对健康问题的认识 2. 家庭成员间情绪上的变化 3. 家庭战胜疾病的决心 4. 应对健康问题的方式 5. 生活调整 6. 对家庭成员健康状况的影响 7. 经济影响

2. 家庭护理评估工具　家庭护理常用评估工具有家系图、家庭圈和家庭关怀度指数等。

(1) 家系图:又称家庭结构图,以符号的形式对家庭结构、成员之间关系、家庭成员健康状况进行描述。家系图是家庭护理评估的最佳工具。家系图可包含三代或三代以上,一般从本次护理对象开始,上下延伸,夫妻双方的家庭都可包含在内,每个成员的符号旁边,可按需要加注年龄及结婚、离婚、死亡、退休等生活事件。对护理对象所在的家庭应用虚线圈上。家庭结构图常用符号见图4-1。

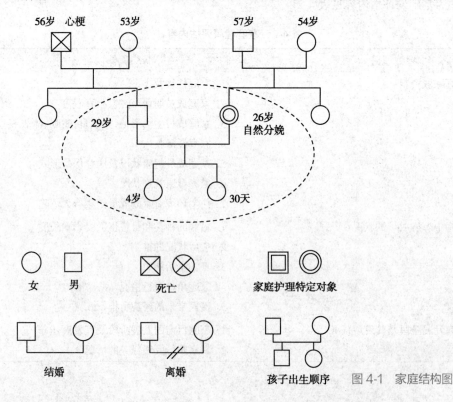

图4-1　家庭结构图

（2）家庭圈：又称家庭亲密度图。家庭圈反映的是患者主观上对家庭的看法及家庭关系网络。其绘制方法为：先让患者画一个大圈，再在大圈内画上若干个小圈，分别代表患者自己和他认为重要的家庭人员。圈之间的距离代表关系的亲疏，小圈本身的大小代表权威或重要性的大小。护士回避，让患者独立完成。随后，护士向患者提问题或患者向护士解释图的含义，从而了解患者家庭的情况。图4-1左图患者是一位30岁的单身女子，父亲主宰全家，患者较自卑，极少请求家庭帮助。图4-2右图患者是一位20岁的女性青年，全家人关系亲密，父亲、母亲、兄弟、患者分别用F、M、B、P表示。这种主观看法一般只代表当前的认识，会随时间而不断地发生变化，因而需要持续地修正。

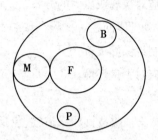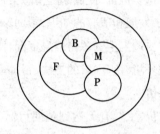

图4-2 家庭圈

（3）家庭关怀度指数：又称家庭功能评估表，是用来检测家庭功能的问卷，是自我报告法中比较简便的一种，反映了个别家庭成员对家庭功能的主观满意度。该评估表共有5个题目，每个题目代表1项家庭功能，分别为适应度（A）、合作度（P）、成熟度（G）、情感度（A）和亲密度（R），简称APGAR问卷。评分标准：0~3分，表示家庭功能严重障碍；4~6分，表示家庭功能中度障碍；7~10分，表示家庭功能良好。由于回答的问题少，评分容易，可以粗略、快速地评价家庭功能。具体内容见表4-3。

表4-3 APGAR家庭功能评估表

项目	经常 （2分）	有时 （1分）	几乎从不 （0分）
1. 当我遇到问题时，可以从家人处得到满意的帮助（适应度）	□	□	□
2. 我很满意家人与我讨论各种事情以及分担问题的方式（合作度）	□	□	□
3. 当我希望从事新的活动或发展时，家人能接受且给予支持（成熟度）	□	□	□
4. 我很满意家人对我表达感情的方式以及对我情绪的反应（情感度）	□	□	□
5. 我很满意家人与我共度时光的方式（亲密度）	□	□	□

（二）家庭护理诊断

根据评估资料进行分析，确定家庭的健康需求，提出家庭护理诊断或健康问题。

1. 确定家庭生理、心理、社会、道德的健康问题。

2. 确立家庭功能对健康的影响因素，如单亲家庭、同居家庭、青少年家庭、成年人家庭。

3. 确定家庭健康需求的重点。

（三）家庭护理计划

根据家庭护理诊断或健康问题，制订家庭护理计划，提出需要解决问题的目标，拟定护理措施，建立评价标准和评价方法，为此要求如下：

1. 家庭成员参与护理计划的制订，还要考虑和尊重家庭成员的意见。

2. 计划应切实可行，操作性强，对家庭护理有指导意义。

3. 目标设立要符合家庭实际情况。

4. 计划制订要结合家庭价值观和卫生保健信念。

5. 计划中宜包含与其他卫生保健人员合作的内容。

（四）家庭护理措施实施

根据目标和计划，采取有效的护理手段，与家庭成员共同实施。家庭护理的主要实施者和责任者是家庭，这与医院护理不同，社区护士的主要任务是援助家庭成员、促进家庭成员之间的互动、促进家庭和社会的联系。

1. 帮助家庭正确认识危机，提供家庭情感支持和应对疾病或压力的方式。

2. 提供家庭成长、发展和适应的知识，帮助家庭处理健康问题。

3. 为家庭提供并协调卫生资源与信息资源，协助制订保健决策。

4. 提供消除家庭环境有害因素的方法，帮助家庭应对不良环境。

（五）家庭护理评价

通过家庭护理评价，了解有无达到预期目标，以便及时调整目标或措施，包括过程评价和结果评价。

1. 根据家庭计划内容和进程对目标实现的程度和计划的有效性进行评价。

2. 依据评价结果对未实现的目标和计划及时加以修订。

3. 记录评价内容。

0403
扫一扫，
看总结

0404
扫一扫，
测一测

三、社区护士在家庭护理中的作用

社区护士在家庭护理中，重要的是与家庭成员建立良好的人际关系，注意并尊重对方的意愿与隐私，富有同情心，与家庭成员达成援助的共识，其主要作用包括向家庭中的患者提供医疗及护理服务，协助家庭成员在心理上适应家庭与社会，协助家庭建立有利于健康的环境和生活，协助家庭利用健康资源。

（朱银龙）

第五章　社区环境与健康

 学习目标

1. 掌握环境、环境污染、公害病、职业病及社会环境的概念。
2. 熟悉环境污染的危害、职业危害及生活环境对健康的影响。
3. 了解社会因素、心理因素与健康的关系。
4. 学会利用环境与健康的关系以及行为与健康的关系,做好社区保健工作。
5. 社区护士应具有保护环境的意识。

第一节　环境与环境污染

📖 **导入情景**

　　1952 年 12 月 5 日至 8 日,素有"雾都"之称的英国伦敦连续 4 天大雾弥漫,整个伦敦市被浓雾笼罩。在此期间,成千上万的人患上了呼吸系统疾病,伦敦市内各家医院人满为患。4 天之中,死亡人数竟比常年同期增加了 4 000 多人,死亡者多为体弱多病的老人与幼儿。在此次烟雾事件后的两个月之中,陆续又有 8 000 多人死亡。

　　工作任务:

1. 分析造成这次环境污染事件的原因。
2. 指出该危害事件所属的环境污染类型。
3. 思考预防该类环境污染事件发生的措施。

一、环境的概念

　　环境是指人类和其他生物赖以生存的空间和空间中各种因素的总和。环境可分为自然环境与社会环境。自然环境是人类生存的基础,而社会环境与人类健康关系密切。

(一)自然环境

自然环境由环绕于人类周围的各种自然因素共同组成,属于物质环境。根据其是否受人为活动的影响,又分为原生环境和次生环境。前者是指天然形成的未受人为活动影响的环境,主要由早期的大气、水、土壤等自然环境要素组成;后者是指经过人类改造以后的环境,受人类活动的影响。当前,来自工业生产的废水、废气和废渣(即工业"三废")与来自居民生活的生活污水、垃圾和粪便(即生活"三废")是导致环境污染的主要因素,使环境质量恶化,是危害健康的重要原因。

(二)社会环境

社会环境是指人类在长期生产活动、生活活动与社会交往活动中所形成的各种关系的总和,属于非物质环境。它包括生产关系、阶级关系和社会关系等。社会环境不仅可直接影响人体的健康,而且还可以通过影响自然环境和人的心理,间接影响人体健康。

> 考点提示:环境的概念与分类

二、环境污染及其危害

(一)环境污染

环境污染是由于人为或自然的原因使环境的组成或状态发生变化,破坏了人类生存的条件,并可直接或间接地影响人类健康的现象。环境污染按人类活动划分为生产性污染、生活性污染和交通性污染等。

(二)环境污染物及其来源

进入环境并引起环境污染的有害物质称之为环境污染物。按照环境污染物的属性将其分为生物性污染物、化学性污染物和物理性污染因素。

各种自然环境要素中的污染物有着不同的来源。空气污染与人类的生产活动、交通运输和生活活动密切相关,污染物主要来自生产性污染、交通性污染和生活污染所产生的各种废气及颗粒物;水体污染物主要来自工业废水、农业污水、生活污水等;食品污染物主要来自食品生产、加工、储存、运输、销售的各个环节,是危害人体健康的重要因素。

(三)环境污染的危害

环境污染对人体健康的危害分为直接危害与间接危害。直接危害按危害发生的快慢分为急性中毒、慢性中毒和致癌、致畸、致突变的"三致"作用;间接危害包括温室效应、臭氧层破坏和酸雨等,这种变化后的环境将进一步影响人体健康,故称为间接危害。

环境污染对人体健康导致的具体危害包括公害病、职业病、传染病和食源性疾病等。其中,公害病为严重的环境污染引起的地区性中毒性疾病,如骨痛病、水俣病等。因此,环境污染对健康危害具有广泛性、长期性、复杂性和多样性的特点。

> 考点提示:环境污染对健康的具体危害

(四)环境保护的基本措施

贯彻《中华人民共和国环境保护法》,执行环境卫生标准;把保护环境作为一项基本国策,采取各种行政手段,保证环保的各项政策、制度与措施顺利落实;实行"可持续发展战略",调整工业结构,优化产业布局,改善能源结构,研究无公害、无污染工艺流程和产品,发展生态农业,开发绿色食品,使人与环境可持续发展;充分利用各种传媒,加强环境保护宣传教育,提高全民环保意识,高度重视环境保护,以实际行动保护自然资源。

第二节　生活环境与健康

📖 **导入情景**

　　洛杉矶是美国西南海岸的一座城市。因加利福尼亚金矿发现后,随着人口剧增,各种车辆也急剧增加。仅汽车就增加了数百万辆,城市交通时常堵塞,变成了拥挤不堪的汽车城。到20世纪40年代初期,每年的5月至8月期间,在强烈阳光照射下,城市上空常常弥漫着浅蓝色烟雾,整座城市的空气浑浊不堪。浅蓝色烟雾主要对上呼吸道及眼睛有刺激作用,使眼睛有充血、红肿、疼痛症状,有上呼吸道呛咳及胸闷、呼吸困难等表现。这种浅蓝色烟雾被称之为光化学烟雾,因最早发生在洛杉矶市,故又称为洛杉矶型光化学烟雾。

　　工作任务:

　　1. 分析该烟雾事件形成的主要原因。

　　2. 说出该烟雾事件对健康的主要危害。

　　3. 说出预防该烟雾事件发生的主要措施。

　　生活环境是由人类生活的空间及空间内关系到人类生存的各种要素所构成,这些要素包括空气、水、食物等。生活环境是人类生存的基础,一旦受到污染将直接影响人类的生活质量,危害健康,导致疾病,甚至影响寿命。

一、空气环境与健康

(一) 空气物理性状与健康

空气物理性状包括太阳辐射、气象因素、空气离子化和噪声等。

　　1. 太阳辐射　太阳以电磁波的形式向宇宙辐射能量,按照太阳辐射的波长不同将其分为可见光、紫外线和红外线。

　　(1) 可见光:可见光中的红光使人兴奋,蓝光、绿光有镇静作用,黄光柔和,使人具有舒适感。

　　(2) 紫外线:紫外线具有抗佝偻病及杀菌作用,但过量照射可致雪盲和电光性眼炎、皮肤老化、白内障和皮肤癌。

　　(3) 红外线:红外线因热效应,可促进代谢,有消炎、镇痛作用,用于慢性皮肤病、神经痛、冻伤等疾病的治疗,但过量照射可引起热射病、红外线白内障,以及皮肤、角膜、视网膜灼伤等。

　　2. 气象因素　适宜的气象条件,可使身体感到舒适,气温骤降可诱发心脑血管疾病。传染病的季节性与气温、气湿、气流等气象因素密切相关。气流反映空气的稳定性,是影响空气污染物扩散的重要因素。

　　3. 空气离子化　空气中的氧气、氮气、二氧化碳得失电子分别变成负离子与正离子的过程称为空气离子化。对健康有重要意义的是氧分子结合自由电子而形成负离子即负氧离子。

🔲 **考点提示**:对健康有益的离子

负氧离子可调节中枢神经系统功能,具有改善睡眠、镇静、镇痛、降低血压、减慢呼吸、提高注意力与工作效率等作用。

4. 噪声 凡是干扰人们休息、学习和工作的声音,即人们不需要的,听起来使人厌烦的声音,统称为噪声。噪声主要来自交通运输、生产和生活活动,可干扰正常生活和工作,影响睡眠,甚至导致噪声性耳聋。

(二)空气化学性污染与健康

1. 光化学烟雾 天然的空气成分大多有利于健康,人为的空气污染会对健康产生不同程度的危害。空气化学性污染是危害人体健康的重要来源。煤炭与石油的燃烧是空气化学性污染的两大主要来源。而以石油燃烧为主时产生的碳氢化合物(CH)和氮氧化物(NOx)等一次污染物,在太阳紫外线作用下发生光化学反应生成二次污染物,参与光化学反应过程的一次污染物和二次污染物的混合物可形成浅蓝色的烟雾,称之为光化学烟雾。光化学烟雾的主要成分为臭氧(O_3)与过氧乙酰硝酸酯(PAN)等,对眼睛及上呼吸道有刺激作用。

2. 煤烟型烟雾 以煤炭燃烧为主产生的二氧化碳、一氧化碳、二氧化硫、烟尘等污染物,若遇空气出现逆温层,呈现为大雾天气,会在城市上空聚积,当其累积到一定浓度可发生煤烟型烟雾事件。这些烟雾主要作用于呼吸系统,病人出现呛咳、胸闷、肺水肿,严重者可引起死亡。

> 考点提示:光化学烟雾与煤烟型烟雾污染的区别

(三)空气卫生管理

我国制定的《环境空气质量标准(GB3095—2012)》已于2016年1月1日起实施,将环境空气功能区分为自然保护区、风景游览和其他需要特殊保护的一类区,以及居住区、商业交通居民混合区、文化区、工业区和农村地区的二类区,按功能分区进行分类管理。

《中华人民共和国环境保护法》和《中华人民共和国大气污染防治法》作为大气保护的基本法律,为保障社区居民健康提供了法律保证;加强大气卫生监测与监督管理,严格执行大气污染排放标准,预防和控制大气污染的发生;加强环境科学技术研究,采用先进的空气污染综合防治技术,改革工艺,节能减排,合理规划布局,进行城市功能分区;同时,开展环境教育,提高全民环境保护意识。

二、水环境与健康

水是生命之源,人类的生存与发展也离不开水。因此,水环境对人体健康有重要的影响。

(一)水与人体健康

水与人体健康的关系,主要体现在满足生理与卫生的需要,并可能成为传染病传播的媒介物。

人体的一切生理活动都需要水,水约占成人体重的70%,占新生儿体重80%~90%;水是人体矿物质的重要来源,成人每天生理需水2.5L;日常生活需要大量的水,对于清洁卫生、防止疾病传播、促进健康具有重要意义;某些地方病和传染病可以水为媒介,在生产和生活过程中,通过接触疫水或饮用被污染的水造成流行。

(二)水污染对人群健康的危害

水污染对人群健康的危害多种多样。生物性污染主要导致介水传染病流行;物理性污染包括悬浮物影响水的感官性状、热污染影响水生物的生长与水的净化、放射性污染导致内照射损伤;化学性污染物通过饮水或食物链进入人体,可引起急性中毒、慢性中毒和癌症,而水俣病就是慢性中毒的典型事例。

> 考点提示:水俣病的病因

📖 **知识链接**

水 俣 病

1956 年,在日本水俣湾地区人群中出现了一种奇怪的疾病,主要表现为口齿不清、步履蹒跚、手足麻痹、视觉丧失、震颤,甚至精神失常、惊叫、角弓反张,直至死亡。1991 年日本环境厅公布的患者为 2 248 人,其中 1 004 人死亡。经调查,日本熊本县水俣镇一家氮肥厂将含汞的废水排入水俣湾后,在甲烷菌作用下,汞转化为甲基汞,而甲基汞在海水、底泥和鱼类中富集,并经食物链逐级转移,浓度越来越高。当地居民长期吃含有高浓度甲基汞的鱼后导致慢性甲基汞中毒。因为最初病因不清,故以当地地名命名,称之为水俣病。

(三) 水的卫生管理

自 2012 年 7 月 1 日起,全面实施新修订的《生活饮用水卫生标准》,执行《生活饮用水卫生标准》是保证饮用水安全的重要措施之一。

1. 生活饮用水水质卫生要求 生活饮用水指供人生活的饮水和生活用水。《生活饮用水卫生标准》规定生活饮用水水质应符合下列基本要求:①不得含有病原微生物。②化学组成上对人体有益无害。③放射性物质不得危害人体健康。④感官性状良好。生活饮用水经过净化与消毒处理之后,必须达到基本卫生要求。

📌 考点提示:饮用水的基本卫生要求

2. 饮用水净化和消毒 生活饮用水的水源水不论取自何处,饮用前都必须经过净化和消毒,达到《生活饮用水卫生标准》。水净化的目的是去除杂质,改善感官性状;净化的过程包括沉淀与过滤。净化可去除大部分微生物,但为保证饮用水不发生生物性疾病,还必须经过消毒处理。消毒处理最常用的方法是氯化消毒,而二氧化氯作为消毒剂使用越来越广泛,该方法经济、简便,能有效杀灭细菌类病原微生物,并对肝炎病毒有很好的杀灭作用。

📌 考点提示:氯化消毒的利与弊

3. 水污染的防治措防 《中华人民共和国水污染防治法》从一般规定、工业水污染防治、城镇水污染防治、农业和农村水污染防治、船舶水污染防治、饮用水水源和其他特殊水体保护等多个方面,明确规定了水污染的防治措施及要求。任何单位和个人都必须严格执行,依照排污标准排放,环保局与监测站要加强监督管理,对违反规定的单位和个人追究法律责任。

三、食品安全与健康

食品安全是指食品在规定的使用方式和用量条件下,对食用者不产生不良反应的实际担保。食用安全的食品可增进健康。反之,可引起感染或中毒等食源性疾病。

(一) 食品营养与健康

食物含有蛋白质、脂肪、糖类、维生素和矿物质等营养素,是人类生存和发展必须依赖的能源及物质基础。

1. 营养平衡对健康的促进作用 合理营养是人体健康的基础,当食物中含有的能量和营养素均能满足人体营养需要,食物经烹调加工后利于消化吸收,且膳食制度合理称为合理营养,所提供的膳食称为平衡膳食。

2. 营养失衡导致的健康隐患　当食物中的某种营养素不足或过多,或比例不当时,机体会出现营养失衡,导致营养缺乏、营养过剩或某些慢性疾病发生。

(二) 食品卫生与人群健康

WHO 认为食品卫生就是在食品的培育、生产、制造直到被人摄食为止的各个阶段中,为保证其安全性、有益性和完好性而采取的全部措施。

1. 影响食品卫生质量的主要因素　包括食品的生物性污染、化学性污染和物理性污染;滥用食品添加剂与非法添加物;食品中天然存在的有害物质,如大豆中存在的蛋白酶抑制剂;食品加工、储藏过程中产生的有害物质,如酿酒中产生的甲醇等有害成分。

2. 食品常见污染物及其危害　黄曲霉毒素污染食品可引起急性重型肝炎,甚至可引起死亡,慢性中毒可导致肝硬化,且具有致肝癌作用,故食品防霉是首要的预防措施;食品中农药残留或食品受到农药污染常引起急、慢性中毒;有毒重金属污染食物进入人体,因蓄积可引起慢性中毒,如镉、汞污染食物分别导致"骨痛病"与"水俣病";N-亚硝基化合物与人类的多种肿瘤有关,如胃癌、食管癌、结肠癌、肝癌等;多环芳烃污染食品有较强的致癌性,可致胃癌、肺癌、皮肤癌和消化道肿瘤。

> 考点提示:骨痛病的病因

知识链接

骨 痛 病

20 世纪 30 年代,日本富士县神通川流域陆续出现了一种怪病。患者大多为妇女,早期表现为腰、手、脚等关节疼痛;中期表现为全身疼痛,活动时加重;到了后期,疼痛进一步加剧,无法忍受,喊痛不止。由于最初病因不明而疼痛又是最突出的表现,故称为"痛痛病"或"骨痛病"。

研究发现,富士县神通川上游的神冈矿山是日本铝矿、锌矿的生产基地。神通川流域从 1913 年开始炼锌,"骨痛病"正是由于炼锌厂排放的含镉废水污染了神通川及流域的稻田,生产出含"镉"的稻米,被称为"镉米"。当地居民因长期吃"镉米"而导致镉在体内逐渐蓄积,最终引起慢性镉中毒,即"骨痛病"。

(三) 食品安全管理与对策

目前,食品安全已成为衡量人民生活质量、社会管理水平和国家法制建设的重要内容。因此,保障食品安全的意义重大。

1. 食品卫生要求　《中华人民共和国食品卫生法》对食品提出了具体的卫生要求。食品应无毒、无害,符合应有的营养要求,感官性状良好,食品中不得加入药物,若添加食品添加剂须按规定加入,食品容器、包装材料和食品用具必须符合卫生要求。另外,还具体规定了不合格的食品,如感官性状异常、含有毒有害物质或被污染、超过保质期的食品等。

2. 保障食品安全的措施　重视食品安全,注重完善法律法规体系,贯彻《中华人民共和国食品安全法》,强调食品管理的公开性和透明度,强化食品安全信用管理,建立食品安全监管模式,推行"从农田到餐桌"的全过程管理。健全食品安全标准体系,关注食品的农药残留,改善检测设备,提高检测能力。

第三节　生产环境与健康

📖 **导入情景**

据报道,自2003年起,云南省水富县向家坝镇先后有77人到安徽凤阳县石英干粉厂务工。2009年初,在民工中开始出现同一种"怪病",表现为咳嗽、咳痰、气喘、胸闷、乏力、消瘦、全身水肿等,陆续有12人死亡。幸存的65名民工经云南省职业病诊断专家组确诊为硅沉着病30例,非硅沉着病35例。在死亡的12例中,有硅沉着病2例,高度可疑硅沉着病合并肺结核1例,肺部感染1例,肺结核2例,其余6例因无影像资料,无法诊断。

工作任务:

1. 分析该事件形成的主要原因。

2. 总结硅沉着病对健康的主要危害。

3. 思考预防硅沉着病发生的综合性措施。

生产劳动是人类生存、发展和获得健康的途径之一,良好的生产环境对健康有利,不良的生产环境可导致职业性危害。

一、职业性有害因素

生产劳动过程及环境中存在和产生的可能危害职业人群健康、安全和劳动能力的一切要素称为职业性有害因素。依照其物质属性可分为化学因素、物理因素、生物因素和其他因素。

(一)化学因素

化学因素分为生产性毒物与生产性粉尘两类。凡跟生产有关的,较小剂量可产生较大危害,甚至危及生命的化学物质均称为生产性毒物。生产性毒物主要导致急性中毒、慢性中毒,以及"三致"作用。在生产过程中产生的能较长时间悬浮于车间空气中的固体微粒被称为生产性粉尘,由其引起的以肺脏纤维化为基本病理改变的全身性疾病即肺尘埃沉着病。

(二)物理因素

物理因素包括异常气象条件、异常气压、噪声与振动、电离辐射与非电离辐射等。物理因素作用于机体,影响组织器官的正常功能,甚至导致功能障碍,可出现听力减退、耳聋、肌肉损伤等症状,可引起中暑、放射病等职业危害。

(三)生物因素

职业环境中的生物因素包括致病微生物、寄生虫、有害动植物等。主要来源于工农业生产劳动过程中因接触动物、植物,通过皮肤、呼吸道等途径进入机体,发生感染性疾病或过敏性疾病。

(四)其他不良因素

因不同职业劳动过程差异导致的个别器官或系统紧张、长时间保持不良体位与姿势、工作场所通风与照明不符合卫生要求等导致劳动者生理负荷增加、过劳,甚至组织器官损伤;劳动组织安排不合理可引起劳动者心理紧张,久之可导致心身疾病、工伤等。

二、职业危害

职业性有害因素作用于机体所导致的急性、亚急性和慢性损伤称之为职业危害。常见的职业危害有职业病、职业性多发病、职业性外伤。

(一) 职业病

职业病是指企业、事业单位和个体经济组织的劳动者在职业活动中,因接触粉尘、放射性物质和其他有毒、有害物质等而直接引起的且是国家法定的疾病。

目前,我国公布的职业病有 10 大类共 115 种,包括肺尘埃沉着病、职业性放射性疾病、职业中毒、物理因素所致职业病、生物因素所致职业病、职业性皮肤病、职业性眼病、职业性耳鼻喉口腔疾病、职业性肿瘤、其他职业病。

职业病分类
和目录
(拓展阅读)

> 👆 **考点提示**:职业病的特点及种类

职业病具有病因明确、群发性、可防性的特点。其中肺尘埃沉着病病例在职业病病例总体中所占比重较大,而且治疗效果较差。因此,职业病关键在预防。

(二) 职业性多发病

职业性多发病是指与劳动组织、生产场所条件、工作者本身和工作时接触的有害因素有关的一组疾病,又称工作有关疾病,不属于我国法定的职业病。该类疾病在非职业人群可见,但在职业人群中常见,发病率增高,或促使潜在疾病发作,或致现患疾病病情加重等。职业性多发病包括肺部疾病、骨骼及软组织损伤、心血管疾病、生殖功能紊乱、消化道疾患等。

职业性多发病由职业性有害因素间接引起,是职业、生活、社会以及心理行为等因素综合作用的结果。因此,应针对综合因素,实行综合防制。

(三) 职业性外伤

职业性外伤也称工伤,是指劳动者在从事劳动生产过程中,由外部因素直接作用引起的机体组织突发性损伤。造成工伤的原因复杂,包括上下班途中的交通伤害。工伤轻者缺勤或一时性劳动能力丧失,重者致残,甚至死亡。预防工伤事故发生,重在坚持病因预防。

(四) 职业危害的预防原则

职业危害的预防必须依靠医务工作者、劳动保护工作者和劳动者三方参与并配合,遵循三级预防的原则。对职业性有害因素进行识别和评价,控制职业性有害因素,执行劳动卫生法规和卫生标准,加强劳动卫生监督,开展健康监护与职业人群健康促进,加强个人安全防护。

第四节 社会环境与健康

> 📖 **导入情景**
>
> 中华人民共和国成立前,我国居民平均寿命约为 35 岁。中华人民共和国成立后,便制定了卫生工作方针,举国上下,大力开展爱国卫生运动,讲究卫生,减少疾病,普及新法接生,加强妇幼保健与预防接种,居民健康状况改善,寿命延长。第 6 次全国人口普查结果显示,2010 年我国居民平均寿命已达到 74.83 岁,"人到七十古来稀"早已成为历史。

工作任务：
1. 说明中华人民共和国成立后人均寿命迅速增加的原因。
2. 说出我国居民人均寿命大大增加的主要措施。

从多病因观来看，疾病不存在单一的致病因素，而是生物因素、心理因素与社会因素综合作用的结果，尤其是社会因素的作用越来越受到人们的重视。

一、社会环境的概念

社会环境是人类在生产、生活与社交活动中形成的人文环境体系，是各种非物质要素的综合。社会制度、社会经济因素、文化教育等是对健康影响的重要社会因素。

二、社会因素与健康

社会环境因素可直接或间接地影响人的生理、心理以及社会适应能力，从而影响疾病的发生、转归和防治。

（一）社会制度与健康

社会制度是指在一定历史条件下形成的社会关系和社会活动的规范体系。社会制度是居民健康的根本保证，起决定性的作用。

社会制度决定分配制度，物质财富及卫生资源的分配取决于社会制度，合理的分配制度有利于人民健康。我国是社会主义国家，国家保证人民享受必需的生活资料和基本医疗卫生服务，人民生活水平和健康水平不断提高，实现了"人人享有卫生保健"目标，一些主要健康指标已接近发达国家的水平，这些表现是社会主义制度优越性的体现。

社会制度决定卫生政策，中华人民共和国成立初制定的卫生工作方针明确了社会主义制度条件下卫生工作的方向，随着卫生工作的改革与世界卫生保健策略的发展，我国始终继承和保持了为人民健康服务的基本方针，取得了举世瞩目的成绩，消除了烈性传染病，营养不良性疾病得到了根本控制，人口总死亡率和婴儿死亡率显著降低，居民人均寿命大幅度提高。

（二）社会经济因素与健康

经济贫困导致居民物质生活条件和劳动条件恶劣，衣食住行无法满足健康的基本需要，缺乏基本的医疗保健条件，导致疾病流行，特别是传染病流行，人民生命权与健康权得不到保障。

经济发展对健康影响具有双重性。经济发展可改善生活与生产劳动条件，改善医疗保健条件，通过预防、医疗、社区护理、康复和健康教育等服务，提高人口质量及人群健康水平。同时，经济发展对人群健康也有负面影响，丰富的物质生活使肥胖、高血压、冠心病、糖尿病等与行为和生活方式有关的疾病呈明显上升趋势；生活节奏加快、就业压力、紧张的工作和激烈的竞争，使心理紧张因素增加，身心性疾病及精神疾患增多。

（三）文化因素与健康

文化因素对健康的作用受生活水平的影响。一旦人们的生活水平达到或超过基本需求，有条件决定生活资料的使用方式时，文化因素对健康的作用就越来越明显。文化因素作为精神财富可长期影响人的思想意识、观念及行为。因此，它对健康的影响能持续于人的整个生命过程，甚至影响其后代。

以文化为导向对健康的影响有多种途径。科技知识、生产与生活知识等通过作用于人类生活环境和劳动条件影响人群健康；教育、法律、风俗习惯、伦理道德等通过作用于人类的行为生活方式影响人群健康；文学艺术、宗教信仰、思想意识等通过作用于人的心理和精神生活影响人群健康。

三、社会心理因素与健康

心理是客观事物及它们之间的联系在人脑中的反映。人的心理受教育程度、文化修养、经济收入、人际关系、工作环境、生活方式等诸多社会因素的影响。因此，也称为社会心理因素。不良的社会心理因素可成为心身疾病和精神疾患的病因，良好的社会心理因素有利于身心健康。

（一）人格特征

人格指个人的特质，即个人与他人相区别的独特而稳定的思维方式和行为风格。人格受先天与后天双重因素影响，具有一定的稳定性。人格心理特征主要包括能力、气质和性格 3 个方面。

1. 能力　人格健全者能力强，能正确认知，情绪稳定，能处理好各种人际关系，适应不同的社会环境；人格不健全者，易患心理疾病，如强迫性人格是强迫性神经症的人格基础。

2. 气质　是人高级神经活动类型的特点。人有多血质、胆汁质、黏液质、抑郁质四种类型。研究证明，许多疾病有明显的气质类型分布聚集性，如精神分裂症病人的前期心理特征具有抑郁型气质者占 40%。人的气质主要与遗传有关，也受环境影响。

> 考点提示：气质类型与疾病的关系

3. 性格　是个人对客观现实稳定的态度和与之相适应的行为模式，反映人的本质属性。其特征表现在态度、情绪、意志、智力 4 个方面。人的性格形成主要与后天因素有关，受思想、意识、信仰、世界观的影响和制约。性格与气质相互制约，共同影响人的行为，从而影响人的健康。如 A 型行为模式是冠心病的主要危险因子，C 型行为模式的人易患肿瘤、溃疡病、哮喘、糖尿病和皮肤病。

> 考点提示：气质与性格形成的主要影响因素

（二）情绪

情绪是外界客观事物是否符合自己主观需要的心理体验，并附带有生理反应，表现为喜、怒、哀、乐、悲、惊、恐等。心理因素对身心健康的作用主要通过影响人的情绪而产生。

1. 与疾病关系密切的情绪因素　包括焦虑、恐惧、抑郁等。其中，抑郁情绪以消极、低沉为特征，对周围事物反应迟钝，或被动对待，失去生活乐趣，甚至轻生。

2. 生活事件与情绪　生活事件是指日常生活中引起人的心理平衡失调的事件。生活事件会刺激机体产生情绪变化，情绪剧烈变化引起心身疾病。由于情绪是个体的主观体验，且每人有不同的自我调控，故生活事件对人的情绪以及健康的影响因人而异，同一事件对不同的人有不同的影响。

（三）应激

应激是指人们面对困难与逆境而产生的压力和反应，也指人体与环境缺乏适应的一种心理状态，又称心理压力或紧张刺激。机体在应激过程中，神经、内分泌及免疫系统等会出现一系列变化，以适应强烈的刺激，提高机体的抗病能力。适度的心理应激对人体的健康与功能活动有促进作用，可增强体质和适应能力；不当的应激使机体适应机制失效或使内环境严重失衡，会导致不同程度的心理、行为及生理障碍，产生焦虑、恐惧、抑郁等情绪，引发心身疾病或精神性疾病。应对困难与逆境的最佳方式是面对现实，针对问题理智解决，可与朋友谈心、看心理医生等以减轻心理压力，从而减轻对健康的影响。

四、行为因素与健康

行为是具有认识、思维能力的人对环境刺激所作出的能动反应,是心理活动的外在表现形式。个体行为具有明显的差异,不同的个体为了满足自身需要,在心理动机的支配下有着不同的行为,这些行为对健康产生不同的影响。

(一) 促进健康行为

促进健康行为是指客观上促进或有利于健康的行为,包括合理营养、适量运动、休息与睡眠等日常生活行为;远离污染源,避开有害环境行为;戒烟、戒酒等戒除不良嗜好的行为;驾车使用安全带等预警行为;定期体检、按时预防接种、主动求医、遵医嘱等医疗保健行为。

扫一扫,
看总结

(二) 危害健康行为

危害健康行为是指一些非社会所期望的、有明显危害健康的长期稳定的行为,是社会适应不良的表现。常见慢性疾病的发生及预后都与生活方式、行为习惯密切相关,是威胁人群健康的主要问题。常见的危害健康行为有吸烟、酗酒、药物滥用、饮食不当、缺乏运动、不良性行为等。

> 📌 **考点提示:** 促进健康与危害健康的行为

扫一扫,
测一测

（姜新峰）

第六章　社区居民健康档案的种类和内容

0601

学习目标

1. 掌握社区居民健康档案的概念、种类和内容。
2. 熟悉社区居民健康档案的建立、使用及管理要求。
3. 了解建立社区居民健康档案的目的和意义。
4. 学会建立居民个人健康档案。
5. 具有良好的人际沟通和团队协作能力。

　　国家基本公共卫生服务项目是国家为全体居民免费提供的最基本的公共卫生服务。为了使各项服务能统一与规范开展,制定了《国家基本公共卫生服务规范》(以下简称《规范》)。该《规范》是城乡基层医疗卫生机构为居民免费提供基本公共卫生服务项目的参考依据,同时规定基本公共卫生服务项目主要由乡镇卫生院和社区卫生服务中心负责组织实施,村卫生室、社区卫生服务站分别接受乡镇卫生院和社区卫生服务中心的业务管理,并接受当地疾病预防控制中心、妇幼保健计划生育服务中心、卫生监督所等专业公共卫生机构的业务指导。

　　《规范》包括 14 项服务,城乡居民健康档案管理是其中之一。在各项服务规范中,分别对国家基本公共卫生服务项目的服务对象、内容、流程、要求、考核指标及服务记录表等作出了规定。其中,针对个体服务的相关服务记录表应纳入居民健康档案统一管理。

第一节　居民健康档案概述

导入情景

　　李某,女,68 岁,小学退休教师,今日主动到社区卫生服务中心做健康体检。社区护士小王热情地接待了她,并按照《居民健康档案管理服务规范》的要求,为其建立了居民健康档案。

　　工作任务:

1. 解释居民健康档案的概念。
2. 说明建立居民健康档案的意义。

一、居民健康档案的概念

居民健康档案是记录社区内有关居民个人、家庭及群体健康状况的系统性文件或资料库,是开展社区卫生服务的主要依据。建档人群主要是辖区内常住居民,包括居住半年以上的户籍及非户籍居民,以 0~6 岁儿童、孕产妇、老年人、慢性病患者、严重精神障碍患者和肺结核患者等为重点人群。

> 🔖 **考点提示**:居民健康档案的建档对象

二、建立居民健康档案的目的和意义

(一) 有利于了解社区居民个人、家庭及社区人群的健康状况

居民健康档案全面、详细地记录了居民个人健康状况、家庭健康问题、社区主要健康问题和流行病学特征等内容,有利于医务人员对社区居民个人、家庭及社区人群的健康状况进行动态监测,从而系统地进行健康管理。

(二) 有利于开展社区卫生服务

居民健康档案是开展社区卫生服务的必备工具。居民健康档案全面、详细记录了居民个人、家庭和社区的健康信息,通过对健康信息的整理和分析,有利于及时、主动发现健康问题。居民健康档案资料可以为政府制定社区卫生政策方针及合理利用社区卫生资源提供依据。系统、客观、准确的居民健康档案,可以为转诊、会诊提供参考资料。

(三) 有利于社区护理教学与科研

系统、完整、真实的居民健康档案是最好的教学资料和科研资料,可以用于全科医学和社区护理的教学以及社区卫生服务人员的业务培训,有利于培养学生的临床思维和处理问题的能力,提高社区卫生服务人员的业务能力。健康档案的电子化管理为全科医学和社区护理科研提供了良好的素材。

(四) 有利于评价社区卫生服务工作质量

居民健康档案的完整性和科学性,可在一定程度上反映社区医护人员工作质量和技术水平。健康档案的动态记录和有效使用,反映了社区居民获取社区卫生服务的数量和质量情况,可以作为对社区卫生服务机构进行服务评价和绩效考核的数据采集来源。

(五) 为司法工作提供法律依据

居民健康档案的记录全面、准确、客观、公正,是基层卫生服务领域内重要的医疗法律文书,可为解决医疗纠纷或某些司法服务提供客观的法律依据。

第二节　社区居民健康档案

📖 **导入情景**

社区居民陈阿姨,65 岁,患高血压多年,医生为其开具硝苯地平等降压药物,但平时她经常忘记服药。陈阿姨喜食油腻和偏咸的食品,很少外出活动,体形偏胖。子女在外地工作,很少与陈阿姨沟通。社区护士小王为陈阿姨建立了居民个人健康档案,并按照《国家基本公共卫生

服务规范》的要求,对陈阿姨进行随访和健康管理。

工作任务:

1. 说出居民健康档案的种类。

2. 说出居民个人健康档案的内容。

社区居民健康档案包括个人健康档案、家庭健康档案、社区健康档案三种类型。

> 考点提示:居民健康档案的类型

一、个人健康档案

个人健康档案,是对个体生命健康状况科学、规范的全程记录;是个体健康状况的发展变化情况和所接受的各项卫生保健服务总的记录。个人健康档案不仅记录社区居民健康状况,还对影响居民健康的各种健康问题作记录。根据《国家基本公共卫生服务规范》,居民个人健康档案内容包括个人基本信息、健康体检、重点人群健康管理记录和其他医疗卫生服务记录。

> 考点提示:个人健康档案的内容

📖 知识链接

建立居民健康档案

2009 年 12 月 3 日原卫生部公布的《卫生部关于规范城乡居民健康档案管理的指导意见》指出,从 2009 年开始,逐步在全国统一建立居民健康档案,并实施规范管理。到 2020 年,初步建立起覆盖城乡居民,符合基层实际的统一、科学、规范的健康档案建立、使用和管理制度。以健康档案为载体,更好地为城乡居民提供连续、综合、适宜、经济的公共卫生服务和基本医疗服务。

居民健康
档案封面
(拓展阅读)

个人基本
信息表
(拓展阅读)

健康体检表
(拓展阅读)

(一)居民健康档案封面

主要作用是方便归类、查找及保存。要求填写完整、规范。

(二)个人基本信息

个人基本信息包括姓名、性别等基础信息和既往史、家族史等基本健康信息。

(三)健康体检表

健康体检表的内容包括一般健康检查、生活方式、健康状况及疾病用药情况、健康评价等。

(四)居民个人健康问题记录

居民个人健康问题记录是以问题为导向的医疗记录方式。通过分析周期性健康体检记录找出健康问题。健康问题分为主要健康问题和暂时性健康问题。主要健康问题是指长期存在的健康问题、健康危险因素或未解决的健康问题(表 6-1)。暂时性健康问题是指急性、一次性或自限性健康问题(表 6-2)。健康问题列于健康问题目录中,通常置于健康档案之首,便于医生、护士了解患者情况。健康问题目录中所列的问题可依据序号按 SOAP 方式进行详细描述,S 代表主观资料(subjective data),O 代表客观资料(objective data),A 代表评估(assessment),P 代表计划(plan)。

表 6-1 主要健康问题目录

序号	问题名称	发生日期	诊断日期	处理措施	处理结果
1	高血压	2017.03.11	2017.04.05	服降压药	血压正常
2	丧偶	2018.06.20	2018.06.20		
3	2 型糖尿病	2019.01.15	2019.01.20		

表 6-2 暂时性健康问题目录

序号	问题名称	发生日期	就诊日期	处理措施	处理结果
1	关节扭伤	2015.04.12	2015.04.12	冷敷	痊愈
2	细菌性痢疾	2016.09.08	2016.09.08	抗生素治疗	痊愈

（五）重点人群健康管理记录

重点人群健康管理记录包括国家基本公共卫生服务项目要求的 0~6 岁儿童健康管理记录表、孕产妇健康管理记录表、高血压患者随访服务记录表、2 型糖尿病患者随访服务记录表、严重精神障碍患者管理记录表、肺结核患者管理记录表、老年人中医药健康管理服务记录表、儿童中医药健康管理服务记录表等。

（六）其他医疗卫生服务记录

其他医疗卫生服务记录包括上述记录之外的其他接诊、转诊、会诊记录等。

（七）居民健康档案信息卡

居民健康档案信息卡正面为居民简要基本信息，反面为家庭地址及电话、紧急联系人及电话、建档机构及电话、责任医生或护士及电话（图 6-1）。

二、家庭健康档案

家庭健康档案是对家庭基本情况及家庭健康状况的记录，是以家庭为单位开展社区卫生服务的重要参考资料。家庭健康档案主要包括家庭基本资料、家庭评估资料、家庭主要健康问题、家庭成员健康记录等内容。

三、社区健康档案

社区健康档案是由全科医生和社区护士提供的，以社区为基础，了解社区卫生工作状况、确定社区主要健康问题及制订卫生保健计划的重要文件资料。社区健康档案主要包括社区基本资料、社区卫生服务资源、社区卫生服务状况、社区居民健康状况 4 部分。

1. 社区基本资料　包括社区自然环境、社会环境、社区人口学资料、经济状况等。

2. 社区卫生服务资源　包括社区卫生服务机构和卫生人力资源等状况。

3. 社区卫生服务状况　包括门诊量、门诊服务内容及种类、家庭访视和居家护理的情况、转会诊情况、住院情况统计等。

4. 社区居民健康状况　包括人口学资料、社区居民患病资料、居民健康危险因素评估、社区居民死亡资料等。

> 考点提示：社区健康档案的内容

0605
接诊记录表
（拓展阅读）

0606
会诊记录表
（拓展阅读）

0607
双向转诊
（转出）单
（拓展阅读）

0608
双向转诊
（回转）单
（拓展阅读）

姓 名		性 别		出生日期		年 月 日	
健康档案编号				□□□-□□□□□			
ABO血型	□A □B □O □AB			Rh血型		□Rh阴性 □Rh阳性 □不详	

慢性病患病情况:
□无   □高血压   □糖尿病   □脑卒中   □冠心病   □哮喘
□职业病   □其他疾病 _____

过敏史:

(正面)

(反面)

家庭住址		家庭电话	
紧急情况联系人		联系人电话	
建档机构名称		联系电话	
责任医生或护士		联系电话	
其他说明:			

图 6-1 居民健康档案信息卡

第三节 社区居民健康档案的建立和管理

导入情景

居民陈阿姨在社区建立个人健康档案后6个月,因头痛、头晕到社区卫生服务中心就诊。社区护士小王调取其健康档案,并将就诊情况及时记录到陈阿姨的健康档案中。

工作任务:

1. 描述居民健康档案的使用方法。

2. 说明居民健康档案的管理要求。

一、居民健康档案的建立

(一) 建档要求

1. 资料的真实性   社区健康档案由各种原始资料组成,这些资料必须如实反映个人、家庭和社区的健康状况。健康档案除具有医学效力外,还具有法律效力,这就要求资料必须真实可靠。

2. **资料的科学性** 居民健康档案是一种医学信息资料,资料应按照国家有关专项服务规范要求记录,记录内容应真实准确、书写规范。

3. **资料的完整性** 健康档案资料一定要齐全,基础内容无缺失。健康档案记录的内容必须完整,能反映病情变化、就医背景、潜在的危险因素、问题的评价结果、处理计划等,并能从生物、心理、社会 3 个层面进行记录。

4. **资料的连续性** 健康档案是以问题为导向的记录方式,将个人的健康问题进行分类记录,每次患病的资料可以累加,从而保证资料的连续性。社区医护人员应积极主动地发现居民及其家庭的健康问题,不断丰富和完善健康档案的内容。

5. **资料的可用性** 居民健康档案科学、完整地记录了居民的健康信息,理想的健康档案不应成为一堆存放在柜子里的"死"资料。健康档案应定期整理,动态管理,不得有死档、空档出现,要科学地运用健康档案,每月进行一次更新、增补内容及档案分析,对辖区卫生状况进行全面评估,写出总结报告。

> 考点提示:居民健康档案建档要求

6. 健康档案的建立要遵循自愿与引导相结合的原则。

(二)建档流程

对到社区卫生服务中心(站)就诊的居民,医务人员应首先了解其是否为辖区内常住居民,确认为辖区内常住居民后,则需进一步询问是首诊还是复诊。对于首诊居民需要了解其建档的意愿,并鼓励其建立健康档案。对于重点人群更应做好宣传引导工作,努力争取其建档。对于复诊者如果已经建立了健康档案,则需调取其健康档案,记录服务内容或更新档案信息;如果还未建立健康档案,则进入建档的环节(图 6-2)。

(三)建档方法

1. **个别建档** 辖区居民到乡镇卫生院、村卫生室、社区卫生服务中心(站)接受医疗卫生服务时,由医务人员负责为其建立居民个人健康档案,根据其主要健康问题和服务内容填写健康档案相应记录表单,装入居民健康档案袋统一存放,同时为服务对象填写并发放居民健康档案信息卡。建立电子健康档案的地区,逐步为服务对象制作、发放居民健康卡,替代居民健康档案信息卡,作为电子健康档案进行身份识别和调阅更新的凭证。

2. **集中建档** 乡镇卫生院、村卫生室、社区卫生服务中心(站)组织医务人员,通过入户服务或调查、疾病筛查、健康体检等多种方式为居民建立健康档案。入户开展医疗卫生服务时,应事先查阅服务对象的健康档案,对未建立健康档案的居民,则根据服务对象的具体情况,携带相应的记录表单,入户访问建档。

3. **建立居民电子健康档案** 已建立居民电子健康档案信息系统的地区应由乡镇卫生院、村卫生室、社区卫生服务中心(站)为个人建立居民电子健康档案,并按照标准规范上传区域人口健康卫生信息平台,实现电子健康档案数据的规范上报。居民电子健康档案的数据存放在电子健康档案数据中心。

二、居民健康档案的使用

1. **档案的调取与更新** 已建档居民到乡镇卫生院、村卫生室、社区卫生服务中心(站)复诊时,携带居民健康档案信息卡或居民健康卡,在调取其健康档案后,由接诊医生根据复诊

> 考点提示:居民健康档案的管理要求

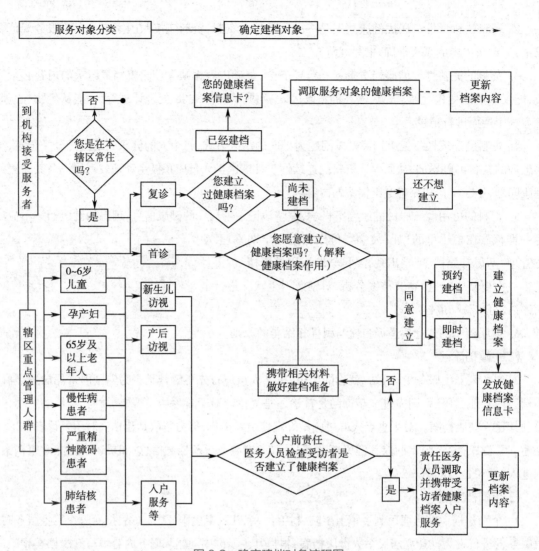

图 6-2　确定建档对象流程图

情况,及时更新、补充相应记录或内容,使用后存放保存。入户开展医疗卫生服务时,应事先查阅服务对象的健康档案,并携带相应表单,在服务过程中记录、补充相应的内容。已经建立电子健康档案信息系统的机构,应同时更新电子健康档案(图 6-3)。

2. 做好会诊、转诊记录　对于需要转诊、会诊的服务对象,由接诊医生填写转诊、会诊记录。

3. 统一汇总、及时归档　所有的服务记录由责任医护人员或档案管理人员统一汇总、及时归档。

三、居民健康档案的管理

1. 统一编码,信息完整准确　居民健康档案采用 17 位编码制,为居民健康档案唯一编码。同时将建档居民的身份证号作为身份识别码,为在信息平台上实现资源共享奠定基础。第一段为 6 位数字,表示县及县以上的行政区划,统一使用《中华人民共和国行政区划代码》(GB2260);第二段为 3 位数字,表示乡镇(街道)级行政区划,按照国家标准《县以下行政区划代码编码规则》(GB/T10114—2003)编制;第三段为 3 位数字,表示村(居)民委员会等,具体划分为:001~099 表示居委会,101~199 表示村委会,901~999 表示其他组织;第四段为 5 位数字,表示居民个人序号,由建档机构根据建档顺序编制。健康档案编号的填写必须完整,封面填写 17 位编号,在填写健康档案的

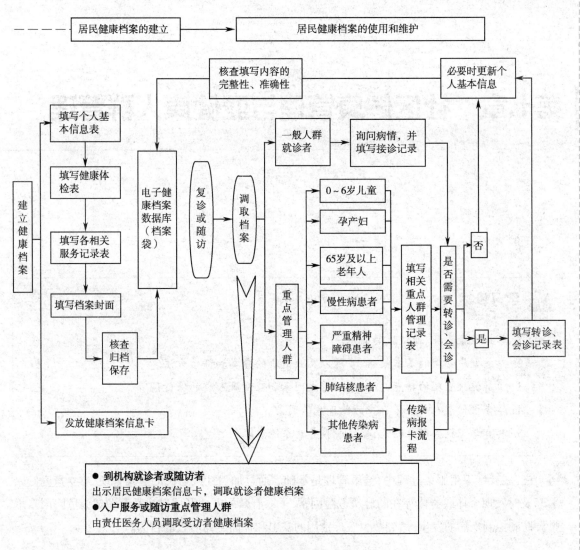

图 6-3 居民健康档案管理流程图

其他表格时,必须填写居民健康档案编号,但只需填写后 8 位编码。

2. 建立健全居民健康档案管理的相关政策 加强对健康档案的管理,在基础建档、更新和补充、信息利用三个重要环节上制订和完善各项制度,保障信息安全,提高健康档案使用率。

3. 逐步实现健康档案的信息化 建立居民电子健康档案信息系统,电子健康档案信息系统应与新农合、城镇基本医疗保险等医疗保障系统相衔接,逐步实现健康管理数据与医疗信息以及各医疗卫生机构间信息系统互联互通,实现居民跨机构、跨地域就医行为的信息共享。

4. 加强督导考核 卫生部门定期对各地建档工作情况进行监督,对工作的完成度、档案的完整度和准确度进行评价,将健康档案建立的数量、质量和居民满意度纳入考核范围,科学核定建立健康档案经费补助标准等。

5. 集中保管,专人负责 社区居民健康档案是记录居民健康信息的重要资料,对维护和促进社区居民的健康起着重要的作用,任何形式的居民健康档案都应集中保存于社区卫生服务机构,按照防盗、防晒、防高温、防火、防潮、防尘、防鼠和防虫等要求妥善保管健康档案,指定专(兼)职人员负责健康档案管理工作,保证健康档案完整、安全。转诊、借阅必须办理审批手续,用后应及时归还档案专管人员。在使用过程中要注意保护服务对象的隐私。电子健康档案应有专(兼)职人员维护。

(吴文君)

扫一扫,
看总结

扫一扫,
测一测

第七章　社区健康管理与亚健康人群管理

 学习目标

1. 掌握健康管理、亚健康的概念。
2. 熟悉健康管理的基本策略、步骤以及亚健康的分类和评估方法。
3. 了解健康管理的特点、亚健康的形成因素和亚健康人群的保健调节。
4. 学会评估个人或群体存在的健康危险因素。
5. 具有尊重服务对象的意识，保护服务对象隐私。

在开展社区卫生服务过程中，健康管理是基础。通过加强社区居民的健康管理、建立家庭健康档案，及时发现个体或群体存在的健康危险因素，采取有效的方式开展健康教育和健康危险因素干预，预防和控制疾病的发生，达到减少医疗费用的支出和提高生命质量的目的。

第一节　健 康 管 理

导入情景

某日，由市人大常委会委员、市人大代表组成的调研组来到某社区卫生服务中心，就健康管理和卫生服务能力情况进行了实地调研，以了解社区人群健康状况，从而合理调配卫生资源。

工作任务：
社区护士汇报社区人群健康状况和社区健康资源分布情况。

健康管理是一门新兴学科，也是一门新兴健康服务产业，是指通过调动个人及集体的积极性，对个人或人群的健康危险因素进行全面管理，达到最大的健康效果，是以提高生命质量为目的，将管理学、预防医学及临床医学相结合的一门综合应用学科。社区护士应将健康管理的理念、技术和方法逐步引入社区卫生服务中，共同为社区人群的健康服务。

一、健康管理概述

(一)健康管理的概念

健康管理是指对个体或群体的健康状况进行全面评估,建立健康档案,并有针对性地提出个性化健康管理方案,对健康危险因素进行干预和管理的全过程。

健康管理是一个长期、连续的健康干预、健康评价过程,其核心是管理健康危险因素,其宗旨是调动个人、集体和社会的积极性,有效地利用有限的资源来达到最大的健康效果。

> 考点提示:健康管理的核心

📖 知识链接

健康管理起源

20世纪50年代末美国最先提出健康管理的概念,其核心内容是医疗保险机构通过对其医疗保险客户(包括疾病患者或高危人群)开展系统的健康管理,达到有效控制疾病的发生或发展,显著降低出险概率和实际医疗支出,减少医疗保险赔付损失的目的。

国内健康管理与发达国家相比起步较晚,首家健康管理公司注册于2001年。健康管理服务随着社会的发展,已被越来越多的人所接受和熟知,各级政府越来越重视人民健康水平的提高及其投入。

(二)健康管理的服务对象

1. 健康人群　指处于健康状态,对健康的认知不足,但已意识到健康重要性的人群。通过科学的、专业的、系统的、个性化的健康教育,定期进行健康评估,降低健康风险水平,维持健康。

> 考点提示:健康管理的服务对象

2. 亚健康人群　指处于疾病与健康之间的一种生理功能低下状态的人群,该人群人员时常出现身心不适症状。通过健康危险因素评估、干预,改变其行为,改善其健康状态。

3. 高危人群　指长期存在不健康行为习惯,有明显健康危险因素的人群。需要定期进行健康体检,给予健康指导或采取健康干预措施,降低健康风险,防止疾病发生。

4. 患病人群　自愿积极参与自身健康改善的患病群体。接受临床治疗过程中配以合理营养、良好生活环境和行为改变,延缓疾病的进程,促进康复,提高生命质量。

(三)健康管理的策略

1. 生活方式管理　生活方式与人们的健康及疾病发生密切相关,生活方式管理是健康管理的基本方法。通过行为纠正和健康教育,引导人们远离不良行为,减少健康危险因素对健康的损害,预防疾病,增进健康。生活方式管理强调的是以个人或自我为核心的卫生保健活动。大量研究证明,个体通过采纳健康的生活方式、合理饮食、不吸烟、不饮酒、保持标准体重和定期运动,对健康者可以预防疾病发生,对患者可以延缓疾病进程。

生活方式管理的效果取决于如何使用行为干预技术,激励个体采取健康行为。促进健康行为改变的主要干预措施包括教育、激励、训练和市场营销四类。

> 考点提示:健康管理的策略

2. 需求管理 以人群为基础,通过帮助健康消费者维护健康、寻求适当的医疗保健来控制健康消费的支出和改善对医疗保健服务的利用。需求管理使用电话、互联网等远程患者管理方式来指导个体正确地利用各种医疗保健服务,满足自己的健康需求。

3. 疾病管理 关注患有特定疾病个体,如高血压患者等,为患者提供控制血压相关的医疗保健服务。疾病管理是一个协调医疗保健干预机构与患者沟通的系统,该系统可以支持良好的医患关系和保健计划。疾病管理强调利用循证医学和增强个人能力的策略预防疾病恶化,强调患者自我保健重要性。疾病管理以持续性改善个体或群体健康为基准来评价所采取行动的临床效果、社会效果和经济效果。

4. 灾难性病伤管理 灾难性病伤主要指对健康危害十分严重,给家庭带来巨大压力,需要花费巨额医疗费用的病伤,如恶性肿瘤、严重外伤等。为癌症等灾难性病伤的患者及家庭提供各种医疗服务,通过高度专业化的疾病管理,帮助协调医疗活动和管理多维化的治疗方案,减少花费和改善医疗结果。

5. 残疾管理 减少因病或因伤所致残疾事故的发生,对已伤残者根据伤残程度分别处理,以尽量减少因残疾造成的劳动和生活能力下降。通过防止残疾恶化,注重残疾人功能恢复,设定残疾人实际康复和返工的期望值等措施降低残疾对个体、家庭及社会的影响。

6. 综合的群体健康管理 通过协调不同的健康管理策略来对个体提供更为全面的健康福利管理。

(四) 健康管理的特点

1. 标准化 健康信息评估和健康档案的建立必须依据科学方法,按标准实施。标准化是对个体和群体的健康进行科学管理的基础。

2. 量化 是衡量健康管理是否科学有效的依据。对个体和群体健康状况的评估、健康风险的分析和确定、干预效果的评价,都离不开科学量化指标。

3. 个性化 健康管理是根据个体或群体的健康状况、健康危险因素提供有针对性的健康指导方案和干预措施。充分调动个体和群体的积极性,达到最佳的健康效果。

4. 系统化 健康管理服务需要有一个高效、可靠、及时的健康信息支持系统,以保证健康管理科学实施。

5. 全程化 健康管理师对服务对象的观察、指导是长期、动态的过程,贯穿从健康到疾病及预后的全过程。

二、健康管理的基本步骤

(一) 收集个体健康相关信息

个人健康信息包括个人一般情况、目前健康状况及疾病史、家族史、生活方式、体格检查和实验室检查情况。

收集个体健康危险因素相关信息主要包括 5 个方面:

1. 行为生活方式 如吸烟、酗酒、饮食不合理、缺乏运动、开车不系安全带、药物依赖等均属健康危险因素。

2. 环境因素 居住环境、家庭关系、工作环境、经济收入等。

3. 生物遗传因素 年龄、性别、种族、身高、病原微生物、遗传病等。

4. 医疗卫生服务 卫生资源、人力不足,医疗水平低,医疗保健网络和医疗制度的不健全等不利于增进健康。

5. 疾病史　个人的患病史、疾病的严重程度、家族史。

（二）个体健康危险因素评估及结果

根据所收集的个人健康信息，对个人的健康状况及未来患病或死亡的危险性用数学模型进行量化评估，进一步综合认识健康风险，鼓励和帮助人们纠正不健康的行为和习惯，制订个性化的健康干预措施并对其效果进行评估。

健康危险因素的个体评价，主要通过比较实际年龄、评价年龄和增长年龄三者之间的差别，以便了解危险因素对寿命可能影响的程度及降低危险因素之后寿命可能增长的程度。

1. 评价年龄　当个体存在多项与死亡有关的危险因素时，通过计算总的存在死亡危险，推算出个体相当的年龄即为评价年龄，评价年龄与实际年龄存在差异。

2. 增长年龄　个体接受降低危险因素的建议并采取措施后，再次进行危险因素评价，推算出的年龄。

3. 评估结果　根据实际年龄、评价年龄和增长年龄三者之间不同的量值差别，评价结果可以区分为以下 4 种类型：

> 🖐 **考点提示**：判断评价结果类型

（1）健康型：被评价者的评价年龄小于实际年龄属于健康型。例如实际年龄为 45 岁的被评价者，其评价年龄为 40 岁，说明个体危险因素低于群体平均水平，预期健康状况良好。

（2）自创危险因素型：被评价者评价年龄大于实际年龄，并且评价年龄与增长年龄之差大，属于自创危险因素型。例如个体的实际年龄为 40 岁，评价年龄为 45 岁，增长年龄为 38 岁，这种类型个体所受的危险因素比群体平均水平高。评价年龄与增长年龄相差较大，说明这些危险因素属自创性，通过采取降低危险因素的措施，延长预期寿命的余地较大。

（3）难以改变的危险因素型：被评价者的评价年龄大于实际年龄，但是评价年龄与增长年龄之差较小，属于难以改变的危险因素型。例如个体实际年龄为 40 岁，评价年龄为 48 岁，增长年龄为 47 岁，评价年龄与增长年龄之差为 1 岁。这种类型说明个体的危险因素主要来自生物遗传因素或疾病的既往史，这些因素通常不能改变。因此，降低这类危险因素可能性较小，延长寿命的余地较小。

（4）一般性危险型：是指评价年龄接近实际年龄，预期死亡率相当于当地平均水平。因此，危险因素接近于轻微危害程度，降低危险因素的可能性有限，增长年龄和评价年龄接近。

（三）制订健康计划和实施干预

在对个体或群体健康状况和健康危险因素评估的基础上，针对个体或群体主要健康危险因素，制订个性化的健康指导方案，采取干预措施，帮助个人纠正不良的生活方式和习惯，控制健康危险因素，防止疾病的发生或延缓疾病的进展，达到预防或控制疾病、促进健康的目的。

健康管理是一个长期的、连续的、周而复始的过程，即在实施健康干预措施一定时间后，需要评价效果，调整计划和干预措施，才能达到健康管理的预期效果。

三、社区健康管理的意义

（一）健康管理的背景

早在 20 世纪 50 年代末，美国保险业最先提出"健康管理"的概念，健康管理伴随着保险业的发展应运而生。保险公司将客户依据健康状况进行分类，实施健康管理，增进健康，降低医疗费用，减少赔付,从而为保险公司控制了风险,为健康管理事业的发展奠定了基础。

2009 年,我国启动实施基本公共卫生服务项目。2013 年,原国家卫生计生委、国家中医药管理局联合印发了《中医药健康管理服务规范》以推动规范开展中医药健康管理服务。在此基础之上,2017 年形成了《国家基本公共卫生服务规范》(第三版),其中公共卫生服务项目达 12 项,即居民健康档案管理、健康教育、预防接种、0~6 岁儿童健康管理、孕产妇健康管理、老年人健康管理、慢性病患者健康管理、严重精神障碍患者管理、肺结核患者健康管理、中医药健康管理、传染病及突发公共卫生事件报告和处理、卫生计生监督协管。2018 年 6 月在关于做好 2018 年国家基本公共卫生服务项目工作的通知(国卫基层发〔2018〕18 号)中,已明确新增免费提供避孕药具和健康素养促进两个项目,故目前,基本公共卫生服务项目已增加至 14 项。在各项服务规范中,分别对国家基本公共卫生服务项目的服务对象、内容、流程、要求、工作指标及服务记录表等作出了规定。在《国家基本公共卫生服务规范》中,针对个体的相关服务记录表应纳入居民健康档案统一管理,工作指标标准由各地根据本地实际情况合理确定。

📖 **知识链接**

健康管理师

我国于 2005 年将医疗救护员、健康管理师 2 个新职业纳入卫生行业特有职业范围,并将健康管理师职业范围规定为从事对人群或个人健康和疾病的监测、分析、评估以及健康维护和健康促进的专业人员。健康管理师主要从事的工作内容包括:采集和管理个人或群体的健康信息;评估个人或群体的健康和疾病危险性;进行个人或群体的健康咨询与指导;制订个人或群体的健康促进计划;对个人或群体进行健康维护;对个人或群体进行健康教育和推广;进行健康管理技术的研究与开发;进行健康管理技术应用的成效评估。

(二) 健康管理的意义

国内外大量预防医学研究表明,在预防上花很少的钱,就可以节省很多的药费,还能相应节省更多的抢救费、误工损失费、陪护费等。开展健康管理的意义很明确,通过控制被管理者的健康危险因素,延缓或阻止疾病的发生和进展,减少住院时间,降低医疗费用开支,提高生命质量。

四、健康管理的措施

1. 建立健康管理技术规范　根据不同人群健康特征和行为特点,建立相关技术规范,如 2016 年 1 月开始实施的《0~6 岁儿童健康管理技术规范》,2016 年 4 月开始实施的《老年人健康管理技术规范》等。

2. 建立社区健康档案　对社区居民开展健康评估,收集健康信息,建立健康档案,为社区居民开展健康管理提供信息。

3. 加强医院与社区的联系　"小病进社区,大病进医院",建立完善的社区和医院的网络信息联系体系,加强医院与社区的联系。在积极发挥大医院的人才、技术及设备等方面优势的同时,充分利用各社区健康管理资源,促使基本医疗逐步回归社区,使危重病、疑难病到大中型医院得到及时救治。

第二节　社区亚健康人群的护理管理

📖 **导入情景**

　　社区护士小张在对社区居民李经理进行家访时,李经理妻子抱怨说:她的丈夫近几个月以来沉默寡言,情绪低落,入睡困难,总感觉很疲劳。李经理曾到体检中心检查,各项指标均无明显异常。李经理妻子希望社区护士小张能够提供帮助。

　　工作任务:

　　1. 判断李经理目前的健康状态。

　　2. 帮助李经理解决目前的健康问题。

　　从健康到疾病是一个从量变到质变的动态过程,亚健康状态介于健康和疾病的中间状态,既可向疾病状态发展,又可向健康状态逆转。亚健康状态时可以因处理得当而恢复到健康状态,也可以因处理不当而发展成各种疾病。依托社区卫生服务,如何预防亚健康状态的出现,及时治疗疾病,加快患者康复,是护理学新的研究课题。

一、概述

　　20世纪80年代,苏联学者布赫曼以及后来许多学者经过研究和探索,把处于健康和疾病两种状态之间的第三种状态,即非健康也非疾病状态称之为亚健康(sub-health)。《亚健康中医临床指南》将亚健康定义为人体处于健康和疾病之间的一种状态,表现为一定时间内的活力下降、功能和适应力减退的症状。

(一)亚健康分类

　　亚健康的分类主要基于健康概念、构成要素、组织结构和系统器官等方面。目前比较公认的是依据WHO四位一体的健康新概念的分类方法。

🔲 **考点提示:**判断亚健康类型

　　1. 躯体亚健康　主要表现为不明原因或排除疾病原因的体力疲劳、虚弱、全身不适、性功能减退和月经周期紊乱等。

　　2. 心理亚健康　主要表现为不明原因的心理疲劳、情感障碍、思维紊乱、恐慌、焦虑、自卑以及神经质、冷漠、孤独,甚至产生自杀念头等。

　　3. 社会适应性亚健康　突出表现为对工作、生活、学习等环境难以适应,对人际关系难以协调,即角色错位和不适应是社会适应性亚健康的集中表现。

　　4. 道德亚健康　主要表现为世界观、人生观和价值观上存在着明显的损人害己的偏差。

(二)亚健康形成因素

　　1. 社会因素　社会生活和工作节奏日益加快,竞争日益激烈,人们的身心长期处于超负荷状态,过度的紧张和压力已成为"隐形杀手"。

> **知识链接**
>
> **"过劳死"**
>
>   "过劳死"源于日语 karoshi,是 20 世纪 80 年代日本人未老先衰、猝然死亡的生命现象。2002 年 12 月,日本公布雇员保险心血管病赔付标准,首次将"过劳死"与慢性疲劳和心血管疾病发作联系起来。
>
>   "过劳死"的基本条件是存在某种心血管疾病,并长期处于一种超过社会平均劳动时间和强度的工作状态,引发急、慢性心理应激反应,最终导致死亡。

---

  2. 环境因素　大气、水、噪声等污染;长期处于高温、高压(或低压)、寒冷、过度辐射、振动环境等;接触有毒化学物质等。

  3. 行为因素　不良的生活习惯或生活规律紊乱等,如过量吸烟、酗酒、久坐不运动是造成亚健康的最常见原因。

  4. 其他因素　感染或咬伤等生物致病因素,青春期、更年期内分泌波动或紊乱,营养缺乏或过剩,等等。

二、亚健康的评估方法

  亚健康的症状多样化,实验室检查往往无明显异常。因此,亚健康的评估方法尚无公认的统一标准。

(一)症状评估法

  亚健康以主观感受为主要表现,伴随各种行为障碍或自主神经功能紊乱等。症状可单一出现,也可同时或交替出现,极少或没有客观体征,主要表现如下:

> 考点提示:亚健康的评估方法

  1. 躯体亚健康

  (1) 疲乏无力:持续的或难以恢复的疲劳。

  (2) 生物节律失调:失眠或嗜睡最常见。

  (3) 躯体不适:头痛、头晕、胸闷、心悸、气短等,是就医的主要原因。

  (4) 肢体不适:肢体麻木、酸痛,皮肤瘙痒等。

  (5) 食欲缺乏:表现为不思饮食。

  (6) 排泄异常:可有尿频、尿急、小便色黄、稀便、轻微腹泻、里急后重感或便秘等。

  (7) 性欲低下:在遭受各种压力时,可伴有阳痿、早泄、射精困难、达不到性高潮等。

  (8) 免疫功能低下:经常感冒、咽喉不适、口腔黏膜溃疡、皮肤感染等。

  2. 心理亚健康

  (1) 情绪化:烦躁、易激惹、情绪不稳定,易于失控,易于极端化或有精神快要崩溃的感觉。

  (2) 焦虑:往往忧心忡忡、坐卧不安,担心某事、某人而不能解脱或有大祸临头感。

  (3) 抑郁:情绪低落、兴趣缺乏,感到孤独无助、前途无望,有的甚至产生自杀的想法。

  3. 社会交往亚健康　社会适应能力差和人际关系不稳定、不和谐,不能融入群体,出现孤僻、冷漠、自闭、行为偏离等。

（二）检测评估法

1. 量表检测评估　是根据事先设计的等级评估量表来对被评估者进行评估的方法。目前常用的量表有亚健康评定量表、健康测量量表、生存质量量表、症状评定量表等。此外,国内外亚健康相关研究中还将心理社会应激评定量表(PSAS)、康奈尔医学指数(CMI)、焦虑自评量表(SAS)、抑郁自评量表(SDS)等应用于亚健康评估。

2. 其他检测评估　运动实验、脑电图、24 小时动态血压监测、动态心电图等均可运用于检测亚健康。

三、亚健康人群的管理与护理

WHO 一项全球性调查研究表明,全世界总人口中真正健康的人仅占 5%,患有疾病的人占 20%,而 75% 的人处于亚健康。亚健康人群的健康管理是一个长期的过程,对提高人类的整体健康素质有着积极重要的作用。

（一）亚健康人群监测体系

社区卫生服务机构在居民健康体检的基础上,应用亚健康评估方法筛选出亚健康人群,建立档案,将信息录入居民健康管理系统,依托网络监测体系,使亚健康人群的监测管理系统化、自动化、科学化。

（二）亚健康人群的保健调节

1. 生理调节　WHO 已将"生活方式病"列为 21 世纪威胁人类健康的"头号杀手"。因此,要树立新的健康观,养成良好的行为生活方式,如合理膳食、适当运动与休息、规律生活、戒烟戒酒等,是亚健康生理调节的重要内容。

2. 心理社会调节　亚健康的形成与心理、社会因素有密切关系。保持良好的心理状态、培养多方面的兴趣和爱好,是走出亚健康的必要措施。

📖 **知识链接**

亚健康自我防护的方法

1. 保持平常心　即平衡心理、平静心态、平稳情绪。

2. 缓解紧张度　即适当缓解过度紧张和压力。

3. 顺应生物钟　即顺应好人体生物钟的节律,调整好作息时间。

4. 增强免疫力　即通过有氧运动等增强自身免疫力。

5. 养成好习惯　即通过改变不良生活方式和习惯,养成良好习惯,从源头上阻止亚健康的发生。

扫一扫,
看总结

扫一扫,
测一测

（陈　刚）

第八章　社区健康教育与健康促进

扫一扫，
自学汇

> **学习目标**
>
> 1. 掌握健康教育和社区健康教育的概念；影响健康的因素；健康促进的概念、基本策略和工作领域。
> 2. 熟悉社区健康教育程序；健康教育相关理论；健康促进计划实施。
> 3. 了解健康教育的形式与内容；社区健康促进的基本内涵。
> 4. 学会对社区特定人群制订健康教育计划与组织实施。
> 5. 在开展健康教育与健康促进活动中，发挥良好的团队协作精神。

　　健康教育和健康促进是解决公共卫生问题的重要手段，是全民素质教育的重要组成部分，也是培养并提高社区居民保健意识、改变不良行为的最佳方法。健康教育和健康促进对于减少和消除健康危害因素，预防和控制重大疾病和突发公共卫生事件，保护和促进健康，营造有益健康的环境有重要意义。社区护士通过对社区人群及家庭进行健康评估，找出存在的问题，提出有效措施，以维护和促进社区人群健康。

第一节　健康与健康教育

> **导入情景**
>
> 　　护士小张发现社区高血压患者较多，且老年人占多数。许多老年人因缺乏高血压的防治知识，不注意定期测血压，高血压得不到及时有效的控制，会产生严重并发症，危害很大。因此，小张向社区卫生服务中心领导请示，开展一次专门针对老年高血压患者群体的健康教育。
>
> 　　**工作任务：**
> 1. 明确开展社区高血压人群健康教育活动的步骤。
> 2. 确定健康教育的内容及采取的形式。
> 3. 按规范对高血压患者进行管理。

一、健康及其影响因素

(一) 健康的概念

健康是人生活品质的重要保证,是人类不断追求的共同目标。随着社会的发展、时代的变迁、医学模式的转变,人们对健康的认识不断提高。健康的内涵不断增加,1989 年,WHO 提出了有关健康的新概念,即"健康不仅是没有疾病,而且包括躯体健康、心理健康、社会适应良好和道德健康"。WHO 的健康观念已由单纯生理概念转变为包括生理、心理、社会和道德的四维健康观。

(二) 健康责任观

1. 个人的责任　通过健康教育使人们认识到维护自身的健康是个人的责任,自觉地重视自我保健,培养良好的生活习惯。

2. 家庭的责任　以家庭为单位提供社区卫生服务是落实预防保健措施的关键。培养家庭成员对预防保健的良好依从性,有助于各项预防保健措施的实施。

3. 社区的责任　通过健康教育,明确社区各类管理人员的责任,提高管理人员对预防保健的重视程度,认识到社区及其本人工作的重要性,使他们积极主动地关心辖区居民的健康,配合、支持开展健康教育,组织有益健康的活动。

(三) 影响健康的因素

人类健康受多种因素影响和制约,目前,公认的影响健康的因素主要有:行为和生活方式因素、生物遗传因素、环境因素、医疗卫生服务因素。

> **考点提示**:影响健康的四个因素

1. 行为和生活方式因素　是指因自身不良行为和生活方式,给健康带来直接或间接的危害。如糖尿病、高血压、冠心病、肺癌、乳腺癌、肥胖症、性传播疾病、伤害等均与行为和生活方式有关。

(1) 行为:是人对环境刺激所做的能动反应。几乎所有影响健康的因素都与行为有关。良好的行为将促进、维护人类的健康,而不良的行为将严重威胁人类的健康。

(2) 生活方式:是影响现代人健康的最重要因素。生活方式是一种特定行为习惯化的生活模式,受制于个体特征和社会关系。它在一定的社会经济、政治和文化等多种因素相互作用下形成。因此,不同的个体或群体在饮食与睡眠习惯、体育活动与文化娱乐方式、心理与社会生活习惯等存在明显的差别。

2. 生物遗传因素　是人类在长期生物进化过程中所形成的遗传、成熟、老化及机体内部的变化因素,对人类诸多疾病的发生、发展有重要的影响。如高血压、糖尿病的发生也与遗传有关。

3. 环境因素　人体与自然环境和社会环境的和谐统一,对维护健康意义重大。如碘缺乏病与地方性氟病均与原生环境有关,环境污染作为次生环境可导致公害病。社会环境包括社会制度、经济、文化、教育、职业等,对人类的健康有重要的影响,而社会制度起决定性的作用。

4. 医疗卫生服务因素　医疗卫生服务受卫生医疗设施和制度的影响。在党和国家的重视和扶持下,目前,社区卫生服务作为城镇医疗卫生体制改革的重要内容,基本完成了全国范围内的试点工作,并迈入框架体系建设时期。在部分大中城市,已初步建立了比较完善的社区卫生服务体系,有效缓解了群众看病难、看病贵问题。

从 4 个因素对健康的总体影响来看,行为和生活方式因素起重要作用,其次为环境因素、医疗卫生服务因素,遗传因素在总体的影响中占比虽小,但遗传性疾病一旦出现,则不可逆转。这 4 个因素彼此独立又相互依存。

> **📖 知识链接**
>
> **健康之楼有四层，你在哪一层？**
>
> 　　早期人们认为，身体形态完整与功能正常就是健康，即身体健康是第一个层次。
>
> 　　后来人们发现，精神病患者虽然形态完整与体能正常，但是心理上异常，同样是疾病而非健康，即心理健康是第二个层次。
>
> 　　再后来人们发现，有极少数人算不上精神病患者，但与他人很难相处，时常有冲突，自身也苦恼，可见这也不算健康，即社会适应良好是第三个层次。
>
> 　　现在，仍有人在公共场所吸烟，害人害己，对健康不负责任。显然，这不是一个道德健康的人。因为一个道德健康的人，既对自身健康负责，也对他人健康负责，即道德健康是第四个层次，也是健康的最高层次。
>
> 　　健康之楼有四层，你在哪一层？

影响健康的
因素
（图片）

二、健康教育概述

（一）健康教育与社区健康教育的定义

1. **健康教育**　是通过信息传播和行为干预等手段，帮助个人和群体增进卫生保健知识，树立正确的健康观念，自觉采纳健康生活方式和行为习惯，改善健康状况，达到以提高生活质量为目的的教育活动。

　　健康教育的实质是一个干预过程，其目的是消除或减少影响健康的危险因素，预防疾病，促进健康。国际健康教育联盟主席丹尼斯·D·托马斯在第十四届健康教育大会上指出："健康教育是有计划的社会活动与有计划的学习过程二者的结合，是帮助人们控制影响健康的因素、影响健康的行为和社会环境因素，从而改善人们的健康状况。"由此可见，健康教育是以健康为目标的全民教育，是一项系统工程。通过政府相关部门的政策指导及社会人群的广泛参与，将保健知识以教育的方式介入个体和群体的生活，改变认知态度和价值观念，有效地培养健康行为，从而提高生活质量。

> **⚑ 考点提示**：健康教育的概念

2. **社区健康教育**　是以社区为基本单位，以社区人群为教育对象，以促进社区居民健康为目标，充分利用社区资源，有计划、有组织、有目的地开展健康教育活动。社区健康教育的目的是挖掘个人、家庭、社区以及社会的保健潜力，增进健康，减少残障。

（二）社区健康教育的意义

　　健康是每一位公民的权利，全民健康是一个国家、一个民族富强的基础，维护健康是每一位公民、家庭、社会义不容辞的责任。一个人的健康与其行为、生活方式、环境及如何利用卫生保健资源等密切相关。社区健康教育就是使每一个人、每一户家庭、每一个社区提高对维护健康的责任感，掌握建立健康的行为和生活方式、改善生活环境、充分利用卫生保健资源的方法，从而自觉维护健康。因此，社区健康教育是提高全民健康水平的一项重要措施。

　　社区健康教育是健康促进与初级卫生保健的重要内容，是发展社区卫生服务的重要组成部分及主要服务方式。只有全民认识到健康的重要性才能实现促进和维护全民健康的目标，而社区健康教育则是实现这一目标的最基本、最重要的方式和手段。因此,社区健康教育是确保健康促进、初级卫生保健、社区卫生服务工作顺利开展的重要保证。

(三) 社区健康教育的对象

社区健康教育的对象是社区全体居民,包括健康人群、高危人群、患病人群及患者家属和照顾者。

1. 健康人群　社区中大部分为健康人群。这类人群对健康教育的需求较少,认为疾病远离他们,往往忽视参与健康教育活动。对于健康人群,健康教育主要侧重于卫生保健知识的宣传,目的是帮助他们保持健康,远离疾病,并保持对一些常见病的警惕性,有利于疾病的预防及早期诊断。

2. 高危人群　是指目前处于健康状态,但本身存在某些致病的生物因素或不良行为及生活习惯的人群。如具有高血压、糖尿病、乳腺癌等家族史的人群;具有不良行为及生活习惯如高盐、高糖及高脂饮食、吸烟、酗酒等的人群。具有某种家族病史的高危人群中,可能会有一部分人对疾病过于焦虑,甚至疑虑重重。而具有不良行为或生活习惯的人则不以为然,不愿意参与健康教育活动。对于高危人群,健康教育应具有针对性和个性化的特点,帮助他们掌握一些自我保健的技能,如乳腺癌的自我检查、饮食中限盐及控制高脂饮食的方法等。

3. 患病人群　包括各种急、慢性疾病的患者。此类人群对健康教育有紧迫的需求,渴望早日恢复健康。健康教育内容应侧重于疾病康复知识,帮助患病人群了解如何配合治疗和进行康复训练,促进身体早日康复。

4. 患者家属及照顾者　患者家属及照顾者往往因长期护理患者而产生躯体上的疲惫和心理上的厌倦。所以,健康教育应侧重于疾病护理知识、生活护理技能及心理疏导的教育,不仅指导他们掌握护理患者的科学方法,还要鼓励他们积极乐观地面对患者及其疾病,使他们坚定持续治疗和护理的信念。

第二节　健康教育理论与方法

📖 导入情景

某社区人口 10 万,包括流动人口 6 300 人,其中成年人 4 300 人,儿童 2 000 人。接受预防接种的儿童仅有 800 人。为此,自 2015 年开始,社区卫生服务中心针对流动人口开展了儿童预防接种的健康教育活动。截止到 2018 年底,已有 1 700 名儿童接受了预防接种,有 3 900 名成年人能正确回答预防接种的好处,健康教育效果达到标准。

工作任务:

1. 运用健康教育理论对流动人口进行儿童预防接种的健康教育。

2. 能对该社区儿童预防接种的健康教育效果进行正确评价。

一、健康教育的理论

在开展社区健康教育前,教育者和社区护士应预先了解并掌握一些健康教育理论,以便有效地设计并实施社区健康教育。常见的健康教育理论有知 - 信 - 行模式(KAB)、健康信念模式、行为转变阶段模式等。

（一）知 - 信 - 行模式

知 - 信 - 行模式是知识、态度、信念和行为的简称。知 - 信 - 行模式认为，知识是基础，信念是动力，行为的产生和改变是目标。人们通过学习，获得相关的健康知识和技能，逐步形成健康的信念和态度，从而促成健康行为的产生。行为学研究显示，知识、信念、行为之间存在着重要的联系。知识是行为改变的必要条件，当人们能够积极思考健康知识，且同时具有强烈自我责任感，才可能逐步形成正确的信念。一旦知识上升为信念，就会采取十分积极的态度去转变自身的行为。因此，行为改变是目标，为了实现这一目标，我们必须以卫生保健知识为基础，以信念为动力。态度是行为转变的前提条件，态度转变的影响因素主要如下：

1. 信息的权威性 权威性越强，说明其可靠性及说服力就越强，态度转变就越可能发生。

2. 传播的效能 传播的感染力越强，越能唤起并激发受教者的情感，越利于受教者本人态度的转变。

3. 恐惧因素 恐惧会让人感受到事态的严重性，但得当使用恐惧因素可引起受教者对知识的重视，促进态度改变，实现行为改变。否则，会引起反作用。

4. 行为效果和效益 行为效果和效益对态度转变具有重要的影响。一方面有利于强化自身行为，另一方面促使信心不足者发生态度转变。当然只有全面准确地掌握了知、信、行转变的复杂过程，才有可能及时并有效地减弱或消除不利的影响因素，促使有利环境形成，达到转变行为的最终目的。

（二）健康信念模式

健康信念模式是在 20 世纪 50 年代由美国的几位社会心理学家研究、设计而成，阐明了人们采取健康行为的心理过程。该模式认为，信念是人们采纳有利于健康行为的基础和动力，强调个体的心理过程，即期望、思维、推理、信念等对行为的主导作用。该模式认为，健康信念是人们接受劝导、改变不良行为、采纳健康行为的关键。它解释了人们采取或不采取健康行为的主要原因。健康信念模式由七部分组成。

1. 对患病可能性的认识 即人们对自己现存或潜在的健康问题，可能患某种疾病的认识。对医生诊断的信任和再次患病可能性的认识等。

2. 对疾病严重性的认识 即人们对假设患病对其身体带来危害的严重程度的认识，包括对疾病严重后果如死亡、伤残、疼痛的认识，以及对疾病引起的社会后果如对家庭生活、工作、社会关系影响的认识。

3. 对采取行为所受益的认识 即人们对自己将采取某种有利于健康的行为后所获得利益的认识。如戒烟可降低肺癌的发生率，按时服降压药可预防脑出血，只有认识到获得的利益才能采取行动。

4. 对采取行为所付出代价的认识 即人们对自己将采取某种行为后所付出代价的认识。如运动需要花费时间、戒烟会产生戒断症状、低盐膳食会食之乏味等。

5. 对采取行为的具体措施的认识 即人们对自己采取某种行为的具体措施的认识。如对节食与运动能控制体重的认识、按时服降压药对预防高血压的认识。

6. 对采取行为自信心的认识 即人们对自己是否有能力采取某种行为自信心的认识。如有信心和决心戒烟、戒酒、坚持运动等。

7. 其他影响因素 即人们的自身年龄、性别、种族、性格、文化程度等因素。

健康信念
模式应用
（拓展阅读）

（三）行为转变阶段模式

行为转变阶段模式,也称为行为阶段转变理论模型,是美国心理学教授普罗察斯卡(Prochaska)在1983年提出的。该理论着眼于行为变化过程及对象需求,理论基础是社会心理学。它认为人的行为转变是一个复杂、渐进、连续的过程,可分为五个不同的阶段,即没有准备阶段、犹豫不决阶段、准备阶段、行动阶段和维持阶段。

1. 没有准备阶段　处在这一阶段的人没有行为转变的意向,他们对行为转变毫无兴趣,并伴随抵触情绪,喜欢找一些借口不想转变行为。如"高脂饮食不可能造成高脂血症""不运动照样长寿"。转变策略:协助教育对象提高认识,唤起情感,减少负面情绪,推荐有益于健康的读物。

2. 犹豫不决阶段　人们开始认识到问题的严重性,开始考虑要转变自己的行为,但仍犹豫不决,如"运动确实有益于健康,但目前我还不打算进行运动锻炼""吸烟确实对肺有害,可是我还不打算戒烟"等。转变策略:协助教育对象拟定行为转变计划,通过邀请其参加专题讲座的形式,使其获取必要的信息,指导行为改变的具体方法和步骤。

3. 准备阶段　为即将改变的时期。人们开始作出行为转变的承诺,常向亲朋好友宣布其转变行为的决定,并有所行动,如制订行为转变计划,向专业人士咨询有关行为改变的具体事宜。转变策略:提供专业规范的行为转变指南,确立切实可行的目标,教育对象应采取逐步转变行为的步骤,寻求社会支持,包括亲友、同事和社区的支持,尽量克服在行为转变过程中遇到的困难。

4. 行动阶段　进入该阶段的人们已经开始采取行动,如"我已经开始戒烟,请大家不要再给我香烟""我已开始锻炼,请大家监督"等。但是,在此阶段如果没有计划和明确的目标,容易导致行为转变的失败。转变策略:争取社会和环境的支持,如移除家里和办公室的烟灰缸,张贴禁烟的宣传标语。

5. 维持阶段　即已经取得行为转变的成果并加以巩固的阶段。在此阶段,教育者要得到教育对象本人的长期承诺,并密切监测,防止复发。若教育对象能维持新行为半年以上,则说明已达到行为改变的目标。许多人行为成功改变以后,因放松警惕或经受不住别人的诱惑而造成原行为习惯再现。转变策略:需要做一切取得行为转变成功的工作,包括社会关系的支持和配合等。

行为转变阶段模式中,每个改变行为的人都有不同的需要和动机,根据不同的行为阶段,对目标行为会有不同的处理方式。这一模式,改变了传统行为干预方法作用的局限性,已成为社区行为干预的有效策略和方法,适用于戒烟、物质滥用、慢性非传染性疾病干预工作、艾滋病的预防等。

二、健康教育的程序

社区健康教育是有组织、有计划、有目的的教育活动,因此,进行健康教育要有周密的组织和计划。健康教育的程序与护理程序基本相似,分为五个步骤,即社区健康教育需求评估、确定社区健康教育诊断、制订社区健康教育计划、实施社区健康教育计划、评价社区健康教育的过程和效果。

> **考点提示:**实施健康教育的5个步骤

（一）社区健康教育需求评估

社区健康教育需求评估是指社区健康教育者或社区护士通过各种方式收集有关健康教育对象的资料,为开展健康教育提供依据,是健康教育工作的第一步。

1. 评估的内容　从以下6个方面收集资料:

(1) 生理状况:包括健康教育对象的身体状况及生物遗传因素。

（2）心理状况：包括健康教育对象的学习愿望、态度及心理压力等。

（3）生活方式：包括健康教育对象的吸烟、酗酒、饮食、睡眠、性生活、锻炼等生活习惯。

（4）学习能力：包括健康教育对象的文化程度、学习特点及学习方式等。

（5）生活、学习及社会环境：包括健康教育对象的职业、经济收入、住房状况、交通设施、学习条件及家庭人口、类型、环境等。

（6）医疗卫生服务：包括医疗卫生机构的地理位置、健康教育对象享受基本医疗卫生服务的状况与立法情况、当地卫生政策等。

2. 评估的方法　社区护士应根据不同的教育对象采取不同的评估方法。常用的评估方法有直接评估法和间接评估法。

（1）直接评估法：包括面谈、问卷、观察等方法。

（2）间接评估法：多为询问亲朋好友、查阅有关档案资料和流行病学调查等方法。

（二）确定社区健康教育诊断

诊断就是确定社区要解决的健康问题。社区健康教育诊断是社区健康教育者或社区护士通过对健康教育需求评估收集的资料进行分析、归纳、推理和判断，确定健康教育诊断或提出要解决的健康问题，为确定教育目标做准备。社区健康教育诊断分6步进行：

1. 找出教育对象现存或潜在的健康问题　如对社区群体资料收集后发现中年男性存在高血压、高血脂、肥胖、糖尿病、心脑血管疾病等健康问题。

2. 分析健康问题对教育对象健康所构成的威胁程度　教育者将找出的健康问题按其严重程度加以排列。如社区老年男性慢性疾病发病率排序：心脏病排第一位，脑卒中排第二位，糖尿病排第三位等。

3. 筛选能通过健康教育解决或改善的健康问题　教育者在列出的所有健康问题中，排除由生物遗传因素所导致的健康问题，从而确定可通过健康教育改善的健康问题。如心脏病除遗传性的心脏病外，均可以通过健康教育加以预防或改善其病情。

4. 分析开展健康教育所具备的人力及物力　根据社区内及教育者本身所具备开展健康教育的各种物力资源及能力分析，从而选择所能开展的健康教育项目。根据实际情况量力而行。

5. 找出健康问题相关的影响因素　包括与健康问题相关的行为因素、环境因素和促进行为改变的相关因素。如心脏病的相关因素有高血压、高血脂、肥胖、性格暴躁、工作压力大、缺乏运动、饮食不合理等。本人有改变现状的信心和决心，有家人的关心和支持。

6. 确定健康教育的优先项目　优先项目是指真实地反映社区居民最关心的健康问题，以及反映各种特殊人群存在的特殊健康问题，通过干预能获得最佳效果的项目。当确定健康教育的优先项目时，存在的几个主要健康问题的优先原则如下：

（1）重要性：主要看疾病或健康问题的频度和危害程度，通过分析社区人群中发病率、病残率、死亡率以及疾病或健康问题造成的经济负担、社会负担、康复成本等来确定其重要性。

（2）可行性：分析社区以及政策对疾病或健康问题干预的支持力度和有利条件，包括领导的支持、社区相关部门的配合，人力、物力、技术支持条件，特别是经济资源支持，以及健康教育是否会得到社区人群尤其是干预对象的支持和赞同。

（3）有效性：评价疾病或健康问题是否能够通过健康教育手段得到解决。干预实施后，是否会收到明显的效果和社会效益。

根据上述健康教育诊断，提出社区要解决的主要健康问题或行为问题。再结合社区资源、可利用的卫生服务、各级卫生人员分布状况、各种疾病影响程度等方面的情况进行综合考虑,制订出社区健康教育计划。

（三）制订社区健康教育计划

完成对社区健康教育需求评估及诊断后,制订健康教育计划。制订健康教育计划时,要以教育对象为中心,教育对象也要参与计划的制订。

1. 制订健康教育的目标　目标是健康教育计划活动的总方向,是具体的、可测量的。即执行计划后,预期要达到的理想结果。

2. 制订指标　为实现总体计划目标而需要设计具体的、可量化的指标。一项健康教育计划指标通常包括三方面的内容,即教育指标、行为指标和健康指标。

（1）教育指标:是指目标人群的知识、技能、态度和信念的改善情况,是反映健康教育计划近期干预效果的指标。例如:执行本健康教育计划 1 年后,该社区 40 岁以上居民高血压防治知识的知晓率由目前的 10% 上升到 60%。

（2）行为指标:是指健康教育计划实施后,干预对象不良行为的改变率和健康行为生活方式的形成率,是反映计划中期效果的指标。例如:执行本健康计划 2 年后,该社区 16 岁以上男性居民吸烟率下降 2%。

（3）健康指标:是指通过健康教育计划的实施,教育对象健康状况改善情况的生理学和心理学指标。例如:干预 5 年后,该社区高血压、脑卒中的发病率降低,居民健康水平和生活质量得到提高,平均期望寿命提高等。

3. 确定教育策略　确定健康教育目标后,就要制订干预策略,包括教育方法、教育内容、教育材料、时间安排和教育人员的组织、培训和评价等。

<blockquote>考点提示:健康教育的策略</blockquote>

（1）确定教育方法:健康教育是通过卫生知识的传播、保健方法和技术的应用指导等过程来实现的。根据干预手段和目的的不同,将教育方法分为信息传播、行为干预和社区组织活动等。不论采取哪种方法,都要以教育对象方便接受、能够长期坚持为目标。例如社区预防高血压的方法,首先利用社区宣传栏、电视宣传、发放宣传单的方法进行高血压的危害和如何控制血压的宣传,即信息传播;然后,社区护士进入家庭,对饮食搭配、运动方法进行指导,使高血压患者按要求自觉改变不良饮食和生活习惯,社区组织集体活动,患者之间定期进行交流,从而使控制高血压计划顺利进行,达到目标要求。

（2）确定教育内容:教育内容应针对受教育者的知识水平、接受能力、项目的目的和要求来确定,教育内容应具备科学性、针对性、通俗性和实用性。

（3）确定教育材料:教育材料主要包括视听材料和印刷材料两大类。视听材料如幻灯片、光盘等;印刷材料如书籍、报纸、杂志、宣传册、传单等。伴随着互联网信息技术的快速发展,社区微信公众号也将成为开展健康教育的有效形式。

（4）确定组织网络与执行人员:确定组织网络和执行人员,搞好培训是执行计划的组织保证。建立具有多层次、多部门、多渠道的组织领导机构,这些机构以健康教育专业人员为主体,吸收政府各部门、基层组织、各级医药卫生部门、大众传播部门、学校等方面的人员参加,确保计划目标的实现。

（5）确定项目活动日程和场所:安排活动时间表,包括活动的内容、方法、时间、地点、参加人员、主持人、各项目的负责人和需要材料等。

健康教育的
应用
(拓展阅读)

（6）质量控制与评价方案：设计阶段就要考虑评价问题。对质量控制与评价的活动、指标、方法、工具、时间、负责人等作出明确的规定。

（7）项目经费预算：根据项目的活动，分别测算出每项活动的开支类别及所需费用，列出整个项目的预算。

（8）书写健康教育计划书：完成上述7个步骤，即可撰写健康教育计划书。内容包括：摘要、引言、问题的提出或必要性的评估、目的和目标、方法、效果评价、预算、参考资料等。

（四）社区健康教育的实施

在制订完善的社区健康教育计划后，按照计划的设计要求，有组织地实施社区健康教育活动。在实施过程中应做好以下5项工作：

1. 建立实施组织　组织的设立是健康教育实施的首要条件，它的建立与完善从根本上保证健康教育计划的实施，包括确立领导机构、执行机构、组织间的协同与合作、政策支持等。

2. 制订实施时间表　按时间顺序列出各项需要实施的工作内容、工作地点、具体负责人、经费预算、特殊需求等。

3. 实施人员培训　通过培训使实施人员熟悉计划的目的、意义、程序，掌握相关专业知识和技能，学习健康教育的工作方法等。

4. 物质准备　健康教育材料、物资设备是健康教育实施的物质基础。选用合适的传播材料，可明显提高信息传播效果。如办公用品、音像设备、医疗仪器、交通工具等。

5. 实施的质量控制　实施的质量控制能及时监控计划实施的过程和结果，发现和解决实施工作中存在的问题，保证健康教育顺利进行。

（五）社区健康教育的评价

评价不仅在计划实施结束后进行，而且贯穿于计划实施的全过程。通过评价控制计划实施质量，是确保计划实施成功的关键性措施，也是评估项目计划是否成功、是否达到预期效果的重要手段。常用的评价方法有家庭访视、问卷调查、座谈会、直接观察、卫生知识小测验等。

1. 评价的目的

（1）保证项目计划执行的质量。

（2）科学地了解计划的价值。

（3）向社区和项目计划的资金提供者阐明计划实施所取得的成果，以取得资金提供者和领导对健康教育工作的支持。

（4）提高专业人员开展健康教育的理论水平和实践能力。

2. 评价的方式

（1）形成评价：在计划执行前或执行早期对计划内容所作的评价，包括为制订干预计划所做的需求评估及为计划设计和执行提供所需的基础材料。

（2）过程评价：是对健康教育程序的每一个步骤加以评价，贯穿于计划执行的全过程。通过监测、评价教育步骤的各项活动，判断健康教育是否按计划执行，计划实施是否取得预期效果，以便及时发现计划执行中的问题。

（3）效果评价：效果评价是针对健康教育项目活动的作用和效果进行评估。

（4）总结性评价：是综合形成评价、过程评价、效果评价以及各方面资料所做的总结性概括，综合性指标更能全面地反映计划的成败。总结性评价从计划的成本到效益，对各项活动的完成情况作出判断，以期作出该计划有必要重复或扩大或终止的决定。

知识链接

质量控制的内容与方法

1. 质量控制的内容

(1) 工作进程：掌握各项活动的工作进程是否按预定时间进行。

(2) 活动内容：实际开展的活动在内容、数量上是否与计划要求一致。

(3) 活动开展状况：实施人员的工作状况、目标人群参与状况、相关部门配合状况。

(4) 人群有关健康危险因素及知 - 信 - 行(KAP)的效果监测。

(5) 经费开支监控等。

2. 质量控制的方法

(1) 记录与报告方法：要求各项目负责人做好实施记录，建立记录与报告制度，做好资料收集和保存。

(2) 现场考察和参与方法：有计划、有考察记录的现场考察和参与方法。

(3) 审计方法：用于监控财务经费管理和使用的项目审计方法。

(4) 调查方法：通过调查获取资料，包括定量、半定量、定性的调查方法。

三、健康教育的内容与形式

(一) 健康教育的内容

1. 一般性健康知识普及教育　包括自我保健、家庭保健、常见病的预防、心理卫生、环境卫生、饮食卫生与营养知识、健康基本知识、计划生育和优生优育知识等。在实际操作过程中，可依据受教者的实际需求进行健康教育内容取舍。

2. 特定群体及特定疾病的特殊性健康知识的教育　主要针对特定群体如儿童、老年人等健康问题及特定疾病的治疗、护理及康复知识等。如患者的自我保健和康复知识、护理知识等。

3. 相关卫生政策、法规教育　向教育对象宣传相关卫生法规及政策，如《中华人民共和国食品安全法》《公共场所卫生管理条例》《突发公共卫生事件应急条例》等，促使居民树立良好健康观与道德观，提高人们进行社区卫生管理的责任心，自觉遵守并维护卫生政策法规，维护社会健康。

(二) 健康教育的形式

进行健康教育应针对不同的对象采取不同的形式，力争将健康知识迅速普及并取得好的效果。

1. 专题讲座　专业人员就某一专题进行知识的传授，以讲课或讲座的形式对群体进行教育。如糖尿病患者的饮食治疗、高血压患者的用药指导专题讲座等。

2. 文字宣传　利用各种文字传播媒介来达到健康教育的目的。如卫生标语、各种板报专栏、科普读物、健康教育手册等。

3. 电化手段　如利用广播、电视、录音、录像、幻灯、投影等电化手段开展健康教育，可以发挥视听并用的优势。

4. 网络手段　利用社区微信公众号，可以将健康教育内容通过文字、声音、图像等方法进行传播。其优点是不受时间、空间和地域限制，传播速度快，信息量大，受众面广等。

5. 其他形式　如现场演示、健康咨询、组织讨论和案例学习等。

健康教育的
形式
（图片）

不同健康教
育形式的
优缺点
（拓展阅读）

第三节　健　康　促　进

一、健康促进概念

1986 年,在加拿大召开的第一届国际健康促进大会通过的《渥太华宣言》指出:健康促进是促使人们提高、维护和改善他们自身健康的过程,这是协调人类与其所处环境之间的战略,规定个人与社会对健康各自所负的责任。WHO 把健康促进定义为:一个增强人们控制和改善自身健康能力的过程。它要求各个国家采取一种合适的策略增进人们与自然和社会环境之间的协调,平衡个体对健康的选择与社会责任之间的关系。《渥太华宣言》还明确了健康促进的 3 个基本策略,即倡导、赋权与协调,以及 5 个工作领域,即制定能促进健康的公共政策、创造支持的环境、加强社区的行动、发展个人技能和调整卫生服务方向。

> 考点提示:健康促进定义

二、社区健康促进概念

社区健康促进是指通过健康教育和环境支持改变个体和群体行为、生活方式与社会影响,降低本地区疾病发病率和死亡率,为提高社区居民生活质量和文明素质所进行的活动。社区健康促进的要素包括健康教育以及一切能够促使行为、环境向有益于健康改变的政策、组织、经济等支持系统。

社区健康促进是推进初级卫生保健和实现“健康为人人”全球战略的关键要素,社区健康促进的内涵体现在以下几个方面:

1. 社区健康促进的工作主体不仅仅是社区卫生服务机构及其他卫生部门,还包括政府的相关部门。WHO 指出:“未来的健康工作更多的是依靠非卫生部门,应由全社会的所有领域和部门共同承担。”

2. 社区健康促进涉及整体人群健康和生活的各个方面,而非仅限于疾病的预防。

3. 社区健康促进直接作用于影响社区居民健康的因素,包括生物遗传因素、环境因素、生活方式因素以及卫生服务体系的完善等。

4. 社区健康促进是跨学科、跨部门综合运用多种手段来增进社区群众的健康。这些方法包括传播、教育、立法、财政、组织改变、社区开发以及社区群众自发地维护和促进健康的活动。

5. 社区健康促进强调社区群众积极地参与健康促进活动的全过程。

6. 社区健康促进是建立在大众健康生态学基础上,强调健康、环境和发展三者合一的活动。

三、健康促进计划与实施

由于健康促进是当代卫生政策的核心功能,所以已成为新时期卫生体制改革的重点之一,并作为干预社区群众的健康相关行为和生活方式的主要手段,在社区卫生工作中发挥着越来越重要的作用。健康促进的基本内容包括:加强营养、控制体重、体育锻炼、消除紧张、健康成长、理想睡眠、控制不良习惯和物质滥用等。

我国健康促进的计划与实施主要在各级政府的领导下进行,具有自身的特色。当前,国家正在积极推行医疗卫生体制改革,大力发展社区卫生服务,城市初级卫生保健计划正在实施。同时,国家

扫一扫,
看总结

扫一扫，
测一测

针对社区特殊人群的健康状况，推出了相应的计划。例如，针对学生的营养问题，实施"中小学生豆奶计划""学生营养餐计划"，并提出"政府主导、企业参与、学校组织、家长自愿"的原则，为降低婴幼儿死亡率，国家先后推行各项卫生防疫计划。

（熊瑞锦）

第九章　社区儿童及青少年健康管理与护理

学习目标

1. 掌握计划免疫定义及内容;社区儿童及青少年保健重点和保健策略。
2. 熟悉预防接种的实施流程。
3. 了解学校卫生保健的工作内容。
4. 具备实施预防接种及处理预防接种常见反应的能力。
5. 能运用保健知识对各年龄期儿童及青少年进行全面保健指导。

　　儿童和青少年是家庭的希望,是国家、民族和世界的未来,他们的健康状况决定未来的人口素质。世界卫生组织(WHO)指出,儿童保健的目标是保障每个儿童都能在健康环境中成长,包括得到充足的营养、接受正确的健康指导、获得合理有效的卫生资源、有爱及安全感。儿童及青少年的健康管理与护理应按其生长发育特点,提供医疗、预防和保健服务,消除不良因素的影响,促进儿童及青少年生理、心理和社会能力的全面发展。社区护士是儿童及青少年健康管理与护理的重要承担者,在工作中应了解各年龄段儿童及青少年生长发育规律及其影响因素,并依据其生长发育特点,实施系统、连续的健康管理与护理服务,促进其生长发育,增强其体质,保障其健康成长。

第一节　预防接种和免疫规划

导入情景

　　王女士抱着刚满2个月的婴儿在小区里散步,闲聊中得知,小区很多孩子都注射过疫苗。王女士对自己孩子是否要接种疫苗及要接种什么疫苗感到疑惑,到社区卫生服务中心进行咨询。

　　工作任务:

1. 说出2个月的婴儿应接种的疫苗种类及注意事项。
2. 为该婴儿办理预防接种证,并告之来接种疫苗的时间。

一、预防接种

(一) 定义

预防接种是指有针对性地将生物制品接种到人体内,使机体对某种传染病产生免疫能力,从而预防该传染病。

(二) 预防接种管理

按国家有关规定,负责预防接种的单位必须是区县级卫生行政部门指定的预防接种单位,并具备《疫苗储存和运输管理规范》规定的冷藏设施、设备和冷链管理制度,且按照要求进行疫苗的领发和冷链管理,以确保疫苗质量。承担预防接种的人员应具备执业医师、执业护士资格,并经过县级或县级以上卫生行政部门组织的预防接种专业培训,考核合格后持证上岗。在接种管理中,接种单位应及时为辖区内所有居住满 3 个月的 0~6 岁儿童建立预防接种证和预防接种卡等儿童预防接种档案。可采取预约、通知单、电话等方式通知儿童监护人,告知接种疫苗的种类、时间、地点和相关要求。社区应每半年对辖区内儿童的预防接种卡进行 1 次核查和整理。

知识链接

一、两类疫苗

疫苗是指用各类病原微生物制作的用于预防接种的生物制品。根据《疫苗流通和预防接种管理条例》,疫苗分为两类:第一类疫苗,是指政府免费向公民提供,公民应当依照政府的规定受种的疫苗,包括国家免疫规划确定的疫苗,省、自治区、直辖市人民政府在执行国家免疫规划时增加的疫苗,以及县级以上人民政府或者其卫生主管部门组织的应急接种或者群体性预防接种所使用的疫苗;第二类疫苗,是指由公民自费并且自愿受种的其他疫苗。

二、冷链

冷链是指为保证疫苗质量,营造低温环境,保障疫苗在生产、运输、储存、使用的各个环节处于低温条件下所配备的冷藏设施及设备。

二、计划免疫

(一) 定义

计划免疫是根据某些特定传染病的疫情监测和人群免疫状况分析,按照规定的免疫程序,有计划、有组织地利用疫苗进行免疫接种,以提高人群的免疫水平,达到预防、控制乃至最终消灭相应传染病的目的。

> 考点提示:计划免疫的定义

(二) 免疫程序

2007 年我国出台了《扩大国家计划免疫规划实施方案》,在现行全国范围内使用的乙肝疫苗、卡介苗、脊髓灰质炎疫苗、百白破疫苗、麻疹疫苗、白破疫苗 6 种国家免疫规划疫苗基础

> 考点提示:我国儿童计划免疫的程序

上,以无细胞百白破疫苗替代百白破疫苗,将甲肝疫苗、流脑疫苗、乙脑疫苗、麻腮风疫苗纳入国家免疫规划,对适龄儿童进行常规接种。通过接种上述疫苗,预防乙型肝炎、结核病、脊髓灰质炎、百日咳、

白喉、破伤风、麻疹、甲型肝炎、流行性脑脊髓膜炎、流行性乙型脑炎、风疹和流行性腮腺炎共 12 种传染病。为配合《疫苗流通和预防接种管理条例》的贯彻实施,2016 年我国又出台了《国家免疫规划儿童免疫程序及说明》(2016 年版),国家计划免疫确定的疫苗免疫程序见表 9-1。

表 9-1　国家免疫规划疫苗免疫程序

疫苗	接种对象	接种剂次	接种部位和途径	备注
乙肝疫苗	0、1、6 月龄	3	上臂三角肌肌内注射	出生后 24 小时内接种第 1 剂次,第 1、2 剂次间隔≥28 天
卡介苗	出生时	1	上臂三角肌中部略下处皮内注射	
脊髓灰质炎疫苗	2、3、4 月龄,四周岁	4	2 月龄上臂外侧三角肌肌内注射 1 剂灭活脊髓灰质炎疫苗,3 月龄、4 月龄、4 周岁各口服脊髓灰质炎减毒活疫苗	第 1、2 剂次,第 2、3 剂次间隔均≥28 天,口服的疫苗服苗后半小时避免热饮
百白破疫苗	3、4、5 月龄,18~24 月龄	4	上臂外侧三角肌肌内注射	第 1、2 剂次,第 2、3 剂次间隔均≥28 天
白破疫苗	6 周岁	1	上臂三角肌肌内注射	
麻风疫苗(麻疹疫苗)	8 月龄	1	上臂外侧三角肌下缘皮下注射	
麻腮风疫苗	18~24 月龄	1	上臂外侧三角肌下缘皮下注射	
乙脑(减毒)	8 月龄,2 周岁	2	上臂外侧三角肌下缘皮下注射	
A 群流脑多糖疫苗	6 月龄,9 月龄	2	上臂外侧三角肌下缘皮下注射	
A 群 C 群流脑多糖疫苗	3 周岁,6 周岁	2	上臂外侧三角肌下缘皮下注射	第 1 剂次与 A 群流脑疫苗第 2 剂次间隔≥12 个月
甲肝(减毒)	18 月龄	1	上臂外侧三角肌下缘皮下注射	
乙脑灭活疫苗	8 月龄(2 剂次),2 周岁,6 周岁	4	上臂外侧三角肌下缘皮下注射	第 1、2 剂次间隔 7~10 天
甲肝灭活疫苗	18 月龄、24 月龄	2	上臂外侧三角肌肌内注射	2 剂次间隔≥6 个月

注:接种剂量应严格按照疫苗说明书规定的剂量执行。

三、预防接种的实施

(一)办理预防接种证

社区护士应及时为辖区内所有居住满 3 个月的 0~6 岁儿童建立预防接种证和预防接种卡等儿童预防接种档案。可采用预约、通知单、电话、手机短信、网络等适宜方式通知儿童监护人,告知接种疫苗的种类、时间、地点和相关要求。在交通不便的地区,可采取入户巡回的方式进行预防接种。注意每半年或规定的时间应对责任区内儿童的预防接种卡进行 1 次核查和整理。

（二）接种前的准备工作

1. 接种环境准备　接种室光线充足、空气流通、温度适宜、冬暖夏凉。

2. 接种者准备　社区护士作为接种者应该做到：①严格执行查对制度，注意接种时间、间隔及次数。②衣帽整洁，洗手，戴口罩。③对家长和较大儿童交代在接种过程中及接种后可能出现的反应及相应的处理措施，以消除其紧张感、恐惧感，争取配合。④认真询问病史及传染病接触史，以发现接种禁忌证。

3. 接种用物的准备　接种所用疫苗、口服或注射所用物品、急救药物及登记本等，应有序地放在规定和方便的地方；疫苗应保管在2~8℃温度中；过期或变质药物应根据规定及时妥善处理。严格按照口服给药法或注射法的要求准备疫苗；接种前应再次检查药物有无异常。

4. 受种者的准备　①受种小儿应有熟悉的人陪伴。②携带儿童免疫接种手册（卡、证）。③接种前一天应洗澡或清洁接种部位，换上清洁衣物。

（三）接种时的工作

1. 维持接种秩序，保证接种工作有条不紊地进行。

2. 核实接种对象　热情接待儿童及家长，回收接种通知单；检查儿童免疫接种手册（卡、证），核对姓名、性别、出生年月日及接种记录，确认是否为本次接种对象，接种何种疫苗。

3. 询问健康状况　询问儿童近期的健康状况及过敏史、疾病史、接种史及接种不良反应史，进行必要的体格检查，确认本次能否接种；有禁忌证的儿童不予接种或暂缓接种，并在接种证（卡）上作好记录。

4. 确认疫苗无误　核对疫苗品种，检查外观质量，过期、变色、污染、有凝块或异物、无标签、安瓿有裂纹、冻结过的液体疫苗一律不得使用。

5. 正确使用疫苗　安瓿开启后按规定温度存放，活疫苗0.5小时内用完，灭活疫苗1小时内用完。百白破、乙肝疫苗应充分摇匀后使用。

6. 正确接种　严格执行无菌操作，疫苗剂量、注射部位、注射方法均按照说明书规定执行。口服脊髓灰质炎疫苗时，要当面观察其服下。

📖 **知识链接**

预防接种的禁忌证

预防接种的禁忌证包括：

（1）一般禁忌证：发热、活动性肺结核、肝病、急性传染病等患儿，不宜进行预防接种，待症状消失或恢复后即可接种。

（2）特殊禁忌证：结核菌素试验阳性、湿疹、化脓性皮肤病、中耳炎及水痘患儿不宜接种卡介苗。患有自身免疫性疾病、恶性肿瘤、血液病、中枢神经系统疾病及严重心、肝、肾疾病的小儿，不能进行任何生物制品的接种。

（四）接种后的工作

1. 留观　注意观察受种者的反应，接种后应在留观室观察30分钟，无不良反应后方可离去。

2. 整理用物　按操作规程进行。

🔖 考点提示：预防接种后应在留观室观察的时间

3. 疫苗处理 对已开启但未使用完的疫苗应焚烧处理;对未开启的疫苗应放入冰箱冷藏,并在有效期内使用。

4. 登记 在接种手册上登记接种日期及疫苗名称等。

5. 交代注意事项 交代家属接种当日不能给儿童洗澡,但接种部位应保持清洁,防止感染;接种后 2 天内避免剧烈活动;接种后如出现高热、痉挛时应与社区医务人员联系,及时处理;与儿童监护人预约下次接种疫苗的种类、时间和地点。

四、预防接种常见的反应及处理原则

预防接种使用的活菌苗、活疫苗对人体是一种轻度感染,而灭活菌苗、灭活疫苗对人体是一种异物刺激。因此,接种后可能会有不同程度的全身或局部反应。

(一)一般反应及处理

1. 全身反应 主要是发热,一般发生于接种后 24 小时内,若是活疫苗则在一定的潜伏期后出现体温升高,有时伴有头痛、头晕、恶心、呕吐、腹泻等反应。个别儿童在接种麻疹疫苗后 6~12 天出现散在皮疹。若反应较轻微,可以不做处理,注意多休息、多饮水,或对症处理。若高热不退或症状较重时,应及时就诊。

2. 局部反应 发生于接种后数小时至 24 小时,注射局部出现红、肿、热、痛,或伴有局部淋巴结肿大,这些症状可持续 2~3 天。局部反应较轻微时无须处理,若较重时可用毛巾多次热敷,但卡介苗的局部反应禁止热敷。

(二)异常反应及处理

1. 过敏性休克 发生于注射后数秒钟或数分钟内,可出现血压下降、脉细速、呼吸困难、出冷汗、四肢冰冷、面色苍白、大小便失禁,甚至惊厥、昏迷等过敏性休克表现。如不及时抢救,会有生命危险。应立即让患儿平卧,头部放低,立即皮下注射 0.1% 盐酸肾上腺素 1ml,给予吸氧和其他抗过敏性休克的抢救措施。

2. 晕厥 由于儿童紧张、空腹、恐惧、疲劳等原因,在接种时或接种后数分钟即发生头晕、心慌、心跳加速、面色苍白、出冷汗、四肢冰凉等晕针表现,应立即让患儿平卧,头部放低,给予少量热水或糖水,并注意与过敏性休克鉴别。

第二节 儿童各期保健护理

📖 **导入情景**

男孩,6 个月 24 天,体重 5.2kg,身长 63.3cm,头围 41.0cm,胸围 40.0cm。前囟 2.0cm×2.0cm,乳牙尚未萌出,心肺听诊正常,腹平软,未触及包块,肝、脾肋下未触及。会靠坐、翻身。丹佛发育筛查测验(DDST)正常,听力筛查正常。自出生后母乳喂养至 5 个月,5 个月后开始添加辅食,但进食少,特别不喜欢奶粉和肉类食品,现每天 3 顿菜粥,少量鱼虾,牛奶 100ml,一个鸡蛋,一个苹果。

工作任务:

1. 分析该男婴生长发育状况及其可能的原因。

2. 针对该男婴存在的问题提出改进意见及建议。

社区儿童保健护理是指社区卫生服务工作者根据儿童不同时期的生长发育特点,以满足他们的健康需求为目的,以解决其健康问题为核心,为其提供的系统化护理服务。

一、儿童各期特点

(一) 新生儿的特点

自出生后脐带结扎起到满 28 天为新生儿期。新生儿脱离母体后需经历解剖、生理上的巨大变化,才能适应宫外的新环境,而新生儿身体各组织和器官的功能发育尚不成熟,对外界环境变化的适应性和调节性差,抵抗力弱,易患多种疾病,且病情变化快,发病率和死亡率较高。据报道,新生儿死亡占五岁以下儿童死亡总数的 45%,其中第 1 周内的新生儿死亡人数占新生儿死亡总人数的 75% 左右。故新生儿保健重点应放在生后第 1 周。

(二) 婴儿的特点

自出生后至 1 周岁为婴儿期。婴儿期身长要增加到出生时的 1.5 倍,体重要增加到出生时的 3 倍,是生长发育最快的阶段,也是出生后生长发育的第一个高峰期。因此,新生儿对能量和营养素尤其是蛋白质的需要量多,而其消化和吸收功能尚未发育完善,若喂养不当易患营养不良等疾病。故提倡母乳喂养,及时添加辅食。随着月龄的增加,孕期通过胎盘从母体获得的免疫物质逐渐减少,而自身的免疫功能尚未成熟,故易患肺炎等感染性疾病和传染病。因此,新生儿要加强户外活动锻炼,并完成基础免疫。

(三) 幼儿的特点

幼儿期是指小儿 1 周岁之后到 3 周岁之前的时期。幼儿期生长发育速度较婴儿期减慢,但神经心理发育迅速,对周围环境产生好奇,乐于模仿;且随着幼儿自主性和独立性的不断发展,行走和语言能力增强,活动范围增加,与外界环境接触机会增多。因此,幼儿期是社会心理发育最为迅速的时期。但因其免疫功能仍不健全,且对危险事物的识别能力差,故感染性和传染性疾病发病率仍然较高,事故发生率增加。

(四) 学龄前期儿童的特点

学龄前期是指 3 周岁以后到小学前(6~7 岁)的时期。此期儿童体格发育较幼儿期减慢,但语言、思维、动作、神经精神发育仍较快,具有好奇、多问的特点。此外,学龄前儿童的防病能力虽然有所增强,但易患急性肾炎、风湿病等免疫性疾病;且因接触面广,喜模仿而无经验,易发生各种事故。

二、新生儿期保健护理

(一) 家庭访视

社区卫生服务中心的妇幼保健人员第一次入户进行新生儿家庭访视的时间,最晚不超过新生儿出院后 7 天。在新生儿期一般家访 3~4 次。高危儿或者检查发现有异常者适当增加访视的次数。家访的目的在于早期发现问题,早期干预,从而降低新生儿疾病发生率或减轻疾病的严重程度。访视内容有:①询问新生儿出生情况及出生后生活状态、预防接种、喂养与护理等情况。②观察居住环境及新生儿一般情况,重点注意有无产伤、黄疸、畸形、皮肤与脐部感染等。③体格检查,包括头颅、前囟、心肺腹、四肢、外生殖器;测量头围、体重等;视、听觉筛查。④指导及咨询,如喂养、日常护理。在访视中,发现问题严重者应指导其立即就诊。

(二) 合理喂养

母乳是新生儿的最佳食品,应鼓励和支持母乳喂养,宣传母乳喂养的优点,教授哺乳的方法和技巧,指导母亲判定乳汁分泌是否充足,新生儿吸吮是否有力。部分药物可通过乳汁分泌,故乳母应在医生指导下用药。如确系母乳不足或者无法进行母乳喂养者,则指导母亲采取科学的人工喂养方法。

(三) 保暖

新生儿期小儿经历了解剖、生理的巨大变化,其生理调节和适应能力不够完善。因此,需保持室内合适的温度,一般足月新生儿室温为22~24℃,早产儿室温为24~26℃。冬季环境温度过低可使新生儿,特别是低体重儿体温不升,影响代谢和血液循环,甚至发生新生儿寒冷损伤综合征,所以,新生儿在寒冷季节要特别注意保暖。访视时应指

> 考点提示:新生儿室内适宜温度

导家长正确使用热水袋或代用品保暖,同时注意防止烫伤。夏季若环境温度过高、衣被过厚,可引起新生儿体温上升。因此,要随着气温的变化,调节环境温度,增减衣被、包裹。

(四) 日常护理

指导家长观察新生儿的精神状态、面色、呼吸、体温、哭声和大小便等情况。新生儿皮肤娇嫩,且新陈代谢旺盛,应保持皮肤清洁,介绍正确的眼睛、口腔黏膜、鼻、外耳道、臀部和脐部的护理方法。新生儿脐带未脱落前要注意保持局部清洁干燥。用柔软、浅色、吸水性强的棉布制作衣服、被褥和尿布,避免使用合成化纤制品或羊毛织物,以防过敏。衣服式样简单,易于穿脱,宽松不妨碍肢体活动。尿布以白色为宜,便于观察大小便的颜色;且应勤换洗,保持臀部皮肤清洁、干燥,以防尿布性皮炎。

(五) 预防疾病和事故

定时开窗通风,保持室内空气清新。新生儿有专用用具,食具用后要消毒,保持衣服、被褥和尿布清洁干燥。母亲在哺乳和护理新生儿前应洗手。家人患感冒时,若接触新生儿必须戴口罩。尽量减少亲友探视和亲吻新生儿,避免交叉感染。凡患有皮肤病、呼吸道和消化道感染及其他传染病者,不能接触新生儿。新生儿出生后应及时补充维生素D,以预防佝偻病发生。注意防止因包被蒙头过严、哺乳姿势不当、乳房堵塞口鼻等造成新生儿窒息。新生儿早期应进行先天性遗传代谢性疾病的筛查。

📖 **知识链接**

新生儿抚触

新生儿抚触,是一种通过触摸新生儿的皮肤和机体,刺激其感觉器官的发育,促进新生儿身心健康发育的科学育婴新方法。

抚触部位从头面部开始,两拇指指腹从眉间向两侧推;两手掌面从前额发际向上、后滑动,并止于两耳后的乳突处。胸部:两手分别从胸部的外下方向对侧上方交叉推进,在胸部划一个大的交叉。腹部:依次从新生儿的右下腹至上腹向左下腹移动,呈顺时针方向画半圆。四肢:两手交替抓住婴儿的一侧上肢,从上臂至手腕轻轻滑行,在滑行的过程中从近端向远端分段挤捏。背部:以脊椎为中分线,双手分别平行放在脊柱两侧,向相反方向重复移动双手,从背部上端开始逐步向下至臀部,再从臀部向上迂回运动,反复4~6次。

三、婴儿期保健护理

(一) 合理喂养

婴儿期是一个人生长发育的关键时期。体格发育最快,体重成倍增长,对能量和蛋白质的需要

量高,但消化吸收功能发育尚不完善,合理喂养是保证婴儿体格生长和智力发育的物质基础。

考点提示:婴儿期是生长发育第一个高峰期

1. **母乳喂养** 婴儿 4~6 个月内应纯母乳喂养,母乳营养成分丰富,能够满足婴儿全部营养需要,易于消化和吸收,而且喂养简便、安全卫生、温度适宜,同时母乳中含有大量的免疫因子,可提高其免疫力,故应大力提倡母乳喂养。

母乳喂养的方法
(拓展阅读)

2. **混合喂养** 指母乳量不足,需添加其他乳品或代乳品的喂养方式。可于每次喂母乳后加喂一定量的牛奶等,即补授法;也可在一日内有数次完全喂牛羊乳代替母乳,即代授法,但每日母乳次数不应少于 3 次,以防母乳量减少。

3. **人工喂养** 指婴儿出生后,不能母乳喂养而只能用其他代乳品进行喂养的方法。常用的乳制品有鲜牛奶、牛奶制品、羊奶及其他代乳品。

4. **辅食的添加** 无论采取何种喂养方法,婴儿 4 个月以后,必须按照由少到多、由稀到稠、由细到粗、由一种到多种的原则,逐渐添加辅食,以补充营养,并为断奶做准备。此外,添加辅食应选择在小儿健康、消化功能良好时进行。

考点提示:辅食添加的时间及原则

(二) 日常护理

每日早晚应给婴儿洗脸、洗脚和洗臀部,勤换衣裤。沐浴后要特别注意擦干皮肤皱褶处,如颈、腋、腹股沟等部位。婴儿头部前囟处易形成头垢,可涂植物油,待痂皮软化后用婴儿专用洗发液和温水洗净,不可强行剥落,以免引起皮肤破损和出血。婴儿颈短,上衣不宜有领;最好穿连衣裤或背带裤,以利于胸廓发育。注意按季节增减衣服和被褥。婴儿需要的睡眠时间个体差异较大。为保证充足的睡眠,必须在婴儿出生后培养良好的睡眠习惯。4~10 个月乳牙开始萌出,乳牙萌出后,每晚用指套牙刷或软布清洁乳牙。家长应每日带婴儿进行户外活动,呼吸新鲜空气,冬季多晒太阳,以增强体质,预防佝偻病。

(三) 早期教育

婴儿可练习空腹俯卧,并逐渐延长俯卧的时间,培养俯卧抬头,扩大婴儿的视野。对 3 个月内的婴儿,可以在婴儿床上悬吊颜色鲜艳、能发声及转动的玩具逗引婴儿注意;每天定时放悦耳的音乐;家人经常面对婴儿说话、唱歌。3~6 个月婴儿需进一步完善视、听觉,可选择各种颜色、形状、发声的玩具,逗引婴儿看、摸和听,应用玩具练习婴儿的抓握能力,训练其翻身。7~9 个月,用能够滚动的、颜色鲜艳的软球等玩具逗引婴儿爬行。6~12 个月的婴儿应培养其稍长时间的注意力,引导其观察周围事物,从而使其视觉、听觉与心理活动紧密联系起来。

(四) 预防疾病

婴儿对传染性疾病普遍易感,为保证婴儿的健康成长,必须切实完成计划免疫程序的基础免疫,预防急性传染病的发生,并注意在某种传染病流行期间尽量避免到人群拥挤处。同时,要定期为婴儿做体格检查,进行生长发育监测,以便及早发现问题,及时干预和治疗。检查的内容包括:①体格测量及评价。②询问个人史及既往史。③各系统检查。④常见疾病的实验室检查,如营养不良、营养性缺铁性贫血、佝偻病、微量元素缺乏、发育迟缓等。检查的频率一般为 6 个月以内婴儿每月 1 次;7~12 个月婴儿 2~3 个月 1 次;高危儿、体弱儿适当增加检查次数。

体格测量的常用指标
(拓展阅读)

四、幼儿期保健护理

(一) 合理安排膳食

幼儿期生长发育比婴儿期缓慢,但仍在持续生长,加之活动量增加,神经系统迅速发育,需合理安排膳食。幼儿期应保证充足的热能和优质蛋白质,应均衡选用鱼、肉、蛋、奶、豆制品及蔬菜和水果等食品,以满足其生长发育的需要。此时的饭菜仍不能完全等同于成人,膳食应注意色、香、味、形,以碎、细、软、烂为主,膳食安排应以"三餐两点制"为宜。

(二) 日常护理

幼儿衣着应颜色鲜艳,便于识别,穿脱简便,便于自理。幼儿 3 岁左右应学习穿脱衣服、整理自己的用物。幼儿的睡眠时间随年龄的增长而减少。一般每晚可睡 10~12 小时,白天小睡 1~2 次。幼儿睡前常需有人陪伴,或带一个喜欢的玩具上床,以增加安全感。就寝前不要给幼儿讲紧张的故事或做剧烈的游戏,可用低沉的声音重复讲故事帮助其入眠。幼儿不能自理时,家长可用软布或软毛牙刷清洁幼儿牙齿。2~3 岁后,幼儿在父母的指导下自己刷牙,早晚各一次。为保护牙齿,逐渐养成饭后漱口的习惯,少吃易致龋病的食物,如糖果、甜点等,并去除不良习惯,如喝着牛奶或果汁入睡。应定期带幼儿进行口腔检查。

(三) 早期教育

1. 大小便训练　1~2 岁幼儿开始能够控制肛门和尿道括约肌,而且认知的发展使他们能够表达便意,理解应在什么地方排泄,为大小便训练做好了生理和心理的准备。在训练过程中,家长应注意多采用鼓励的方式,训练失败时不要表示失望或责备幼儿。在此期间,幼儿应穿易脱的裤子,以利排便习惯的培养。

2. 动作的发展　玩具可促进动作的发展,应根据不同的年龄选择合适的玩具。1~2 岁幼儿要选择能发展走、跳、投掷、攀登能力和增长肌肉活动的玩具,如球类、拖拉车、积木、滑梯等。2~3 岁幼儿要选择能发展动作、注意、想象、思维等能力的玩具,如积木、娃娃等形象玩具,以及能装拆的玩具、三轮车等。成人可从旁引导或帮助幼儿玩耍,以发展其动作的协调性。

3. 语言的发展　幼儿有强烈的好奇心、求知欲和表现欲,喜欢问问题、唱简单的歌谣、看动画片等。成人应满足其欲望,经常与其交谈,鼓励其多说话,通过游戏、讲故事、唱歌等促进幼儿语言发育,可借助于动画片等电视节目扩大其词汇量,纠正其发音。

4. 卫生习惯的培养　培养幼儿定时洗澡、勤换衣裤、勤剪指甲的良好卫生习惯,养成饭前便后洗手、不喝生水、不吃不洁食物的饮食习惯,做到不随地吐痰和大小便,不乱扔瓜果纸屑等。

(四) 预防疾病和事故

继续加强预防接种和防病工作,每 6 个月为幼儿做健康检查一次,进行生长发育监测,预防营养不良、单纯性肥胖、缺铁性贫血、龋病、视力异常等疾病。指导家长防止幼儿发生意外伤害,如窒息、烫伤、跌伤、溺水、中毒、电击伤等。

五、学龄前期保健护理

(一) 合理营养

学龄前儿童饮食接近成人,食品种类要多样化,并做到粗、细、荤、素食品搭配,保证能量和蛋白质的摄入,优质蛋白占总蛋白的 1/2。每日 4~5 餐。注意培养儿童健康的饮食习惯和良好的进餐礼仪。学龄前儿童喜欢参与食品制作和餐桌的布置,家长可利用此机会进行营养知识、食品卫生和防止烫伤等健康教育。

(二)日常护理

1. 自理能力 学龄前儿童已有部分自理能力,如进食、洗脸、刷牙、穿衣、如厕等,但其动作缓慢、不协调,常需他人协助,可能要花费成人更多的时间和精力,此时应鼓励儿童自理,不要包办。

2. 睡眠 因学龄前儿童想象力极其丰富,可导致其怕黑、做噩梦、梦游等,儿童不敢一个人在卧室睡觉,常需要成人的陪伴。成人可在儿童入睡前与其进行一些轻松、愉快的活动,以减轻儿童的紧张情绪。还可在卧室内装一盏地脚灯。

(三)预防疾病和事故

通过游戏和体育活动,增强儿童体质。儿童每年进行 1~2 次体格检查,3 岁后每年测视力、血压一次,筛查近视、龋病、缺铁性贫血、肾脏疾病、寄生虫感染等疾病,并矫正近视,继续监测生长发育情况,预防接种可在此期进行加强。集体机构儿童特别注意传染病的预防,如水痘、痢疾等。对学龄前儿童开展安全教育,采取相应的安全措施,以预防外伤、溺水、中毒、交通事故等。

第三节 学校卫生保健

📖 导入情景

某社区卫生服务中心的护士在为辖区内小学生体检时发现,近视率呈逐年增高趋势。进一步对小学生进行学期视力监测后发现,学期近视罹患率为 9.7%。

工作任务:

1. 阐述学校卫生保健的工作内容。

2. 帮助该小学制订学校卫生保健制度。

一、学校卫生保健作用

儿童和青少年处于长身体、长知识的特殊时期。儿童和青少年在生长发育过程中经历着教育过程。在教育过程中,儿童和青少年的活动是多种多样的,既有脑力劳动,又有体力劳动,两者都是促进身心发育的重要因素。这些教育活动主要在学校进行,学校必须正确地组织,要合乎卫生原则及儿童和青少年的年龄特点。做好学校的卫生保健工作,应做到:监测学生健康状况;对学生进行健康教育,培养学生良好的卫生习惯;改善学校卫生环境和教学卫生条件;加强对传染病、学生常见病的预防和治疗。

二、学校卫生保健工作内容

(一)教学卫生

教学卫生中的主要问题是研究如何提高儿童的学习能力,并对儿童的身心健康发展起到促进作用。

1. 课堂教学卫生 学校教育除让学生获得必要的文化知识外,对儿童生理和心理发育也有较大影响。

(1) 授课内容:教师的授课内容要适合儿童的心理发展水平,既不能使儿童难以理解而引起大脑的过度紧张,也不能要求太低,以致降低对智力发展的促进作用。

(2) 教学卫生:教学卫生要求学生在规定的学习时间内保持高度的学习能力,学到更多的知识而不引起学习负担过重。

(3) 教学方法:教学方法应适合儿童的心理发展水平,要灵活多样,以引起学生对学习的兴趣。近年来,学校普遍采用电化教学,应合理组织,注意电化教学卫生。

2. 读写卫生 应从小培养儿童良好的读写卫生习惯。读写时要保持正确的坐姿,眼睛与书本的距离保持在 33cm 左右,书本与桌面之间应保持 30°~40° 的角度。每次阅读持续时间不宜太长,阅读 1 小时后,应安排短时间的休息,两眼向远处眺望或进行户外活动。此外,读写时应有良好的采光照明设施,且书本、油印教材字体大小应适合少年儿童的年龄。

3. 考试卫生 为了减少考试期间情绪过度紧张,应加强和改进平时的教学工作;考试不搞突然袭击,不出偏题和怪题;加强考前辅导,给予充分的复习时间,提供安静和照明度适宜的复习环境等。教育学生遵守考试期间的作息制度,要保证足够的休息和睡眠。考试期间脑力消耗较大,应加强蛋白质等营养素的补充。

(二) 学校作息制度卫生

1. 学校一日作息制度 一日作息制度包括学习、课外活动、休息、睡眠、自由活动和进餐等,是学生日常生活活动的基本内容。

(1) 课业学习:学习负担过重,学习时间过长,会造成学生睡眠和户外活动时间不足,使学生生长发育和健康遭受不良影响,并容易出现疲劳。按照教育部、原卫生部颁发的《学校卫生工作条例》要求,学校应当合理地安排学生的学习时间。包括自习在内,小学生每日学习时间不得超过 6 小时,中学生不超过 8 小时。

(2) 课外活动:学生课外活动包括体育锻炼、文娱、科技、社团活动和艺术等,可促进体力和智力发育。每周由学校统一安排的各种活动时间,中学生一般每周不超过 7 小时,小学生不超过 6 小时,一般晚上和星期六、星期日不要安排集体活动。在学生的课外活动中,必须保证尽可能多的户外活动时间。

(3) 休息:休息是消除疲劳、积蓄能量、恢复学习能力的重要手段,同时对刚学到的知识起到巩固记忆的作用。中小学生每节课后一般休息 10 分钟,上午第二节课后为课间大休息,一般安排 15 至 20 分钟时间,且应采取活动性休息,如到室外散步,远眺或做游戏等。午间休息对保证下午的学习效率很有意义,应教育学生利用好午休,至少有短时的午睡。

(4) 睡眠:教育部规定,小学生每天应睡足 10 小时,中学生每天应睡足 9 小时。睡眠不但要有足够长的时间,而且要有足够的深度。为此,必须创造良好的睡眠环境,避免精神和其他刺激,养成定时睡眠和定时起床的习惯。

(5) 进餐:不同年龄儿童的胃容量和排空时间有所差别,7~11 岁胃容量为 2 100~2 300g,12 岁以后为 2 400~2 700g。学龄儿童胃排空时间为 4~5 小时。因此,学校一般可实行一日三餐制,各餐相隔 4~6 小时。

2. 课程表的编排 学生在学习中从第一节开始,工作能力逐渐上升,到第二节时达最高峰,第三节因在大休息后,还能保持较高水平,此后即显著下降。经过午间休息后,下午第一节时回升,第二节后又迅速下降或由于"终末激发"而略有回升。因此,应把最难的课排在上午第二、第三节,最易的排在上午第四节和学日末。不同性质的课可以连续编排,而相同性质的课不应连续编排,以促进大脑不同功能区交替休息,延长有效学习时间,提高学习效率。

(三) 体育卫生

1. 体育锻炼的原则要求　体育锻炼是贯彻党的教育方针的重要组成部分,对于促进儿童和青少年的生长发育、增进健康和延长寿命有重要作用。

(1) 经常锻炼:体育锻炼必须持之以恒,有计划、有系统地进行。

(2) 循序渐进:应根据动作的性质和难易程度,有计划、有步骤地逐渐增加儿童的运动强度和复杂程度,使身体适应新的负担,以免引起过度疲劳或因神经系统和其他器官过分紧张而产生共济失调,造成运动伤害事件。

(3) 区别对待:儿童因年龄、性别的不同,其生理特点不同,即使是同年龄、同性别的儿童个体差异也很大。因此,体育锻炼的内容、方式方法和运动量也应有所不同,必须区别对待。

> 🏴 考点提示:体育锻炼的原则要求

(4) 全面锻炼:只有进行全面锻炼,才能促使身体各方面得到发展,而专项训练也只有在全面锻炼的基础上才能练出优异的成绩。

(5) 运动与休息适当交替:运动量太大而没有间隔的休息,会出现疲劳,还可能引起运动创伤及过度疲劳;但休息时间不宜过长,否则易引起中枢神经系统的抑制,使准备活动失去其作用,同样容易发生伤害事故。

(6) 准备活动与整理活动:体育锻炼时应先进行适当的准备活动,逐渐增加运动量,使自主神经系统和内脏,尤其是血液循环系统有足够的时间逐渐提高其活动水平,以免发生意外事故。

2. 运动创伤的预防　发生运动创伤的原因很多,应采取有效措施,消除不良因素,如对学生事先进行体检,加强自我观察,教育学生要端正锻炼态度,遵守纪律,按规定操作,并互相督促帮助。

三、健康环境

健康的学校环境有助于儿童和青少年的生长发育和疾病的预防控制,同时也是建立心理健康的基础。

(一) 校园环境

校园内应进行广泛的绿化,可减少噪声、尘埃,改善微小气候。一般绿化面积占校园总面积的40%~50%,小学生每人不应小于 $0.5m^2$,中学生每人不小于 $1m^2$。在进行绿化时要注意对教室采光、空气流通的影响,如在教学用房周围不宜种植高大的乔木。

(二) 教室环境

教室应设通气窗,寒冷地区应有采暖设备。新装修的教室应进行室内空气检测,符合《室内空气质量标准》方可投入使用,并保持通风换气。教室的采光、照明以及教室内教学设备如课桌椅、黑板等设置应符合相应的要求。

(三) 生活设施

学生宿舍不应与教学用房合建。男、女生宿舍应分区或分单元布置。一层出入口及门窗应设置安全防护设施。学校集体食堂应取得卫生许可证,为学生提供安全的食物。食堂从业人员应取得健康证明后方可上岗。学校必须为学生提供充足、安全卫生的饮水以及相关设施。新建教学楼应每层设厕所。

扫一扫,
看总结

扫一扫,
测一测

(王媛媛)

第十章 社区妇女健康管理与护理

扫一扫，自学汇

学习目标

1. 掌握社区妇女保健的概念；社区妇女保健的基本任务；围婚期、孕期、产褥期、围绝经期妇女保健指导要点。

2. 熟悉社区妇女保健的工作方法；社区孕产妇健康管理服务具体流程。

3. 了解妇女保健的目的；社区妇女保健的相关政策法规。

4. 学会运用已学知识对围婚期、孕期、产褥期及围绝经期妇女进行全面的保健指导。

5. 具有严谨和团结协作的工作作风，对护理对象具有爱心、同情心。

妇女的健康直接关系到子孙后代的健康、民族素质的提高，改善妇女健康状况对于妇女、其家人、社区以及整个社会都有着重要的意义。妇女一生中要经历多个特殊时期，如围婚期、孕期、产褥期、围绝经期等，不同时期其生理、心理会发生显著的变化，这些特殊时期的女性与普通成人有着不同的健康需求。因此，应高度重视妇女保健工作，为特殊时期的妇女提供优质的健康管理与护理服务，共同维护妇女的健康权益，提高妇女的健康水平。

第一节 社区妇女保健概述

导入情景

世界卫生组织认定的妇幼健康高绩效国家有10个，我国是其中之一。中华人民共和国成立以来，在党和政府的领导下，妇女保健有很大改善，但妇女健康依然面临问题和挑战。据不完全统计，我国有70%左右的已婚女性患有不同程度的妇科疾病。由于不良生活方式和来自各方面的压力，焦虑、头痛、月经不调、贫血、抑郁症、不孕不育等问题困扰着诸多女性。因此，开展并加强妇女保健工作，处理好妇女健康问题，已成为一个重要的公共卫生问题。

工作任务：

1. 说出社区妇女保健的概念。

2. 说出社区妇女保健的基本任务。

一、概述

(一) 社区妇女保健的概念

社区妇女保健是以社区妇女群体为对象,以防为主,防治结合,以维护和促进妇女健康为目的,提供以生殖健康为核心的卫生服务。

> 考点提示:社区妇女保健的概念

(二) 社区妇女保健的目的

社区妇女保健的目的是通过实施积极的预防保健措施,定期对妇女常见病、多发病开展普查,做好妇女各期保健,控制性病的传播,降低孕产妇和围产儿死亡率,降低患病率和伤残率,增强妇女的自我保健意识,提高自我保健能力,促进妇女身心健康。

二、基本任务与工作方法

(一) 社区妇女保健的基本任务

现阶段妇女保健工作的基本任务包括:①提高妇女生殖健康服务水平。②加强妇女健康相关科学技术研究。③提高妇女精神卫生服务水平。④保障孕产妇安全分娩。⑤加大妇女常见病防治力度。⑥预防和控制性病等传染病传播。⑦提高妇女营养水平。⑧保障妇女享有计划生育优质服务。

(二) 社区妇女保健的工作方法

妇女保健工作的方法有:①充分发挥妇幼健康服务体系和各级妇幼保健机构的作用。②加强妇女保健的宣传和健康教育,普及以生殖健康为核心的妇女保健。③按照国家有关规范要求,对从事妇女健康管理服务工作的人员有计划地进行专业技术培训和继续教育。④在调查研究的基础上,拟订妇女保健计划、标准,建立健全相关规章制度,加强监督管理。⑤加强生育全程医疗保障服务,推广使用母子健康手册。

(三) 社区妇女保健的相关政策法规

为维护妇女的合法权益,促进妇女身心健康,党和政府制定并颁布了多部法律法规,如《中华人民共和国妇女权益保障法》《中华人民共和国母婴保健法》《中华人民共和国人口与计划生育法》《女职工劳动保护规定》《中华人民共和国反家庭暴力法》等,不断完善和健全的妇幼健康法律政策使得妇女健康有法可依、依法管理。

第二节　社区妇女健康管理与护理

📖 导入情景

王某,21 岁,初产妇,于两天前顺产一正常女婴,现已回到家中。社区护士在进行产后访视时,产妇诉说乳房胀痛,下腹阵发性轻微疼痛。产妇情绪低落,不时哭泣。

工作任务:

1. 说出该产妇存在的健康问题。

2. 为该产妇提出有针对性的保健指导措施。

一、围婚期保健

围婚期是指从确定婚姻对象到婚后受孕为止的一段时期,包括婚前、新婚及孕前三个阶段。此期的预防保健工作重点为普及婚前保健知识,做好生育知识指导,预防严重传染性疾病和婚后防止遗传性疾病及出生缺陷的发生,保障下一代的健康。

(一)优生优育

1. 婚前医学检查 是指通过对准备结婚的男女双方进行全身或专项检查,以确定有无影响结婚和生育的疾病,预防遗传性疾病发生。

(1)询问病史:了解男女双方的健康史、患病史,女方月经史,是否近亲婚配,有无遗传性疾病。

(2)体格检查:一般检查、生殖器检查。

(3)辅助检查:胸部 X 线检查,血、尿常规检查,阴道分泌物滴虫、真菌检查等。必要时做染色体、性病、遗传性疾病的检测。

2. 婚育指导

(1)禁止结婚:我国婚姻法第 6 条规定,直系血亲和三代以内的旁系血亲禁止结婚。

(2)暂缓结婚:影响结婚生育的传染病患者在传染期内暂缓结婚,如艾滋病、麻风病、性病等。

(3)不宜生育:严重遗传性疾病不宜生育。①单基因遗传病:苯丙酮尿症、血友病等。②多基因遗传病:先天性心脏病、精神分裂症等。③先天愚型、性腺发育不良等染色体病。

(4)选择最佳的生育年龄:女性在 24~29 岁之间为最佳生育年龄,男性最佳生育年龄为 25~35 岁。

(二)计划生育

我国从 2016 年 1 月 1 日开始实施全面"两孩"政策,作为现阶段计划生育基本国策,保持适度生育水平,全面落实避孕方法,知情选择,实行生育登记服务制度。各地优化妇幼健康资源配置,改革完善计划生育服务管理,强化母婴安全健康保障。社区护士应掌握计划生育的相关知识,在社区内采取多种方法开展宣教工作,指导妇女科学合理受孕与避孕。

二、孕期保健

孕期保健是降低孕产妇和围产儿死亡率及并发症发生率,减少出生缺陷的重要措施。社区护士通过产前检查、产前健康指导,能够及早防治妊娠期合并症及并发症,及时发现胎儿异常,确定分娩时机和分娩方式,保障母婴安全。

(一)建立母子健康手册

一旦妇女确定妊娠后,需在孕 13 周前去居住地社区卫生服务中心或乡镇卫生院建立《母子健康手册》,录入孕产妇健康档案。社区护士应做好孕妇登记,进行早孕咨询、检查和健康指导,对高危妊娠者进行筛查、监护和重点管理。

(二)产前检查

社区护士应协助并鼓励孕妇进行系统的产前检查,保证孕期保健的质量。产前检查的时间安排应根据产前检查的目的决定。有高危因素者,酌情增加产检次数。

1. 初查 第 1 次产前检查应在孕 13 周前完成。检查内容包括孕妇健康状况评估,询问既往史、家族史、个人史等,观察体态、精神,并进行一般体检、妇科检查和必要的辅助检查。

2. 复查 复查依据我国《孕前和孕期保健指南》(2018 年),该指南推荐的产前检查孕周分别是妊娠 14~19 周,20~24 周,25~28 周,29~32 周,33~36 周,37~41 周(每周一次),高危孕妇应增加产前

第一次产前
检查服务
记录表
(拓展阅读)

检查次数。

产前检查内容包括测量血压、体重、宫高、腹围,复查胎位,听胎心等,并通过相应的辅助检查对孕妇健康和胎儿的生长发育状况进行评估,识别需要转诊的高危重点孕妇,并对其进行重点指导。

考点提示:孕期产前检查的时间

(三) 不同孕期的保健内容

孕期是指从末次月经的第 1 天开始,到分娩结束,通常为 40 周。孕期分为三个时期,分别是孕早期、孕中期和孕晚期。

1. 孕早期保健 孕早期指孕 13 周末以前,在孕早期应进行妊娠生理教育,使孕妇了解妊娠、分娩的全过程;同时,要做好心理疏导,预防孕期及产后心理问题的发生。指导孕妇合理营养,及时补充叶酸;劳逸结合,保证充足的睡眠;禁烟酒,慎用药物,避免接触有毒、有害物质,如放射线、高温、铅、汞、苯、砷、农药等,避免密切接触宠物;改变不良行为习惯,如吸烟、酗酒、吸毒等;避免高强度的工作、高噪声环境和家庭暴力;注意个人卫生,禁止性生活,预防流产。

2. 孕中期保健 孕中期指孕 14~27 周末,孕中期是胎儿迅速发育及增重的时期,应保证充足的蛋白质、钙、铁的摄入,合理营养,满足胎儿生长发育的需要。睡眠充足,劳逸结合,保持心情愉快、平静。注意个人卫生,禁酒忌烟(包括被动吸烟)。孕中期的较早期可提高运动频率、延长运动时间,可步行及做孕妇体操等,但避免爬山、登高、蹦跳等剧烈运动,以免发生意外伤害。适时开展胎教,加强乳房保健,节制房事。指导孕妇与家属自我监护,如测量宫底高度、腹围、胎心和胎动等,若发现异常及时到医院查明原因,妥善处理。

孕期自我检测法
(拓展阅读)

3. 孕晚期保健 孕晚期指孕 28 周以后,孕晚期孕妇和胎儿营养素需要量达到高峰,应增加食物的种类及数量,保证营养素和热能的供给,注意控制盐分和水分的摄入量,以免发生水肿。睡眠休息时宜采用左侧卧位。孕晚期体重增加,身体负担加重,故而运动宜缓。另外,加强手臂、腿部、盆底肌肉的训练,为分娩做准备,如在运动过程中出现头晕、气短、宫缩频率增加等异常需立即停止运动,及时就诊。28 周后禁止盆浴以免污水进入阴道;禁止性生活,预防早产。同时,做好母乳喂养与产前的准备,教会孕妇识别临产先兆及正确运用分娩时的助产动作。

分娩的准备指导
(拓展阅读)

三、产褥期保健

产褥期是指从胎儿、胎盘娩出至产妇全身各器官(除乳腺外)恢复或接近正常未孕状态所需的一段时期。一般为 6 周,是产妇身体和心理逐渐恢复的关键时期。社区护士通过家庭访视对产妇和新生儿进行全面的评估,提供完善的产褥期保健服务。

考点提示:产褥期的概念

(一) 产后家庭访视和产后健康检查

社区护士应于产妇出院后 1 周内到产妇家中进行产后访视,通过观察、询问和检查,了解产妇相关情况,进行产褥期健康管理,加强母乳喂养和新生儿护理指导,同时进行新生儿访视。指导产妇于产后 42 天到居住地的社区卫生服务中心或乡镇卫生院进行产后健康检查。

考点提示:产后家庭访视和产后健康检查的时间

产后家庭访视内容和记录
(拓展阅读)

(二) 产褥期保健内容

产妇应保证充足的休息和睡眠,生活规律,产后运动量的大小及运动时间依个人情况而定,并由弱到强,循序渐进,坚持锻炼,不可过于疲劳。产褥期要注重个人卫生,每天温水擦浴,预防感染。社

产后 42 天健康检查内容和记录
(拓展阅读)

区护士应向产妇及家属重点宣传母乳喂养的意义，指导产妇以不定时、不定量的哺乳原则按需喂养，教会其掌握正确的哺乳姿势、正确的哺乳方法等。建议出生后最初 6 个月坚持纯母乳喂养，接着以持续母乳喂养并适当添加辅食的方式进行喂养，直至 1.5 岁，然后开始断乳，至 2 岁或略长，直至自然脱乳。恶露未干净或产后 6 周内绝对禁止性生活，哺乳期虽无月经，但仍需坚持避孕。营养素的需要量达到高峰，应增加食物的种类及数量，但不宜吃辛辣、刺激性食物，避免烟酒，禁饮咖啡，禁忌使用药物。哺乳期应增加易于消化、营养丰富的鸡汤、鱼汤类食物。产妇在产后 2 周内心理上特别敏感，情绪不稳定，具有易受暗示和依赖性强等特点。社区护士应及时了解产妇的心理需要和心理问题，并进行心理疏导。

四、围绝经期保健

围绝经期是指妇女 40 岁后出现卵巢功能逐渐衰退，生殖器官开始萎缩并向衰退过渡的时期，止于停经后 12 个月。一般发生在 45~55 岁。

（一）生理特点

妇女在绝经前后有明显的特征性改变，约 1/3 的妇女可以平稳过渡，没有明显不适，约 2/3 的妇女出现不同程度的低雌激素血症引发的一系列症状。围绝经期综合征又称更年期综合征，指妇女绝经前后出现性激素波动或减少所致的一系列以自主神经系统功能紊乱为主，伴有神经心理症状的一组症候群。常见症状有潮热、潮红、出汗、夜间盗汗、月经不规则、周期延长或缩短、月经量增多或减少、生殖器官逐渐萎缩、骨质疏松等，绝经期后妇女的心血管疾病发病率显著增加。

（二）心理特点

围绝经期随着体内激素的变化，会出现一系列自主神经功能紊乱的症状，常表现为精神状态和心理状态的改变，出现情绪波动较大或无法控制情绪，易激动，注意力不集中，有的妇女甚至以"生气""敌对"的情绪来反映焦虑，自我封闭，固执，内心有挫折感和自责、负罪感等。

（三）围绝经期保健内容

围绝经期最大的问题是心理障碍。社区护士应当根据不同妇女的具体表现为其提供有针对性的指导，帮助围绝经期妇女认识到绝经是妇女生命进程中的正常生理现象，解除其不必要的顾虑，以乐观的态度对待身体上出现的暂时性不适。围绝经期妇女日常饮食应以低盐、低糖、低脂肪食物为主，适当补充含钙较高的食物，预防骨质疏松，多吃水果和蔬菜，促进肠蠕动，防止便秘。绝经后期由于雌激素水平降低，泌尿生殖道易发生老年性阴道炎、尿道炎和膀胱炎，应注意保持外阴干燥、清洁，并及时治疗妇科疾病，保持适度的性生活，并注意外生殖器卫生。定期进行妇科常见病、多发病的普查，重点筛查内容包括乳腺癌、宫颈癌、血脂、血糖检查，以及胸透等。每天保证 7~8 小时左右的充足睡眠，坚持适当的体育锻炼，多参加社区组织的集体活动，尤其是户外活动，增进人际交往，不断提高生活质量，顺利度过围绝经期。

五、社区孕产妇健康管理服务

根据《国家基本公共卫生服务规范》(第三版)的要求，社区卫生服务机构应对辖区内常住的孕产妇提供健康管理服务。按照国家孕产妇保健有关规范，进行孕产妇全程追踪与管理工作。社区护士应加强保健宣传，使更多的育龄妇女愿意接受服务，提高早孕建册率；每次提供服务后及时记录和整理相关信息，纳入孕产妇健康档案。

（汪婷婷）

1007
孕产妇健康
管理服务流程
（图片）

1008
扫一扫，
看总结

1009
扫一扫，
测一测

第十一章　社区老年人健康管理与护理

扫一扫，
自学汇

 学习目标

　　1. 掌握社会老龄化的标准；社区老年人的健康需求与保健指导；临终关怀的原则和服务理念。

　　2. 熟悉老年人的年龄划分标准；社区的养老模式；临终患者的健康维护。

　　3. 了解老年人健康特点；不同养老模式的健康管理。

　　4. 能够正确为社区老年人做保健指导。

　　5. 以高度的责任心、爱心、耐心及奉献精神为社区老年人的健康服务。

第一节　社区老年人群保健

📖 **导入情景**

　　某市城郊社区，据物业部门统计，常住人口 4 200 人中有 60 岁以上老年人 780 人，其中 90 岁以上老年人 16 人，空巢老年人 280 人，其中独居老年人 10 人，失独老年人 2 人，并且由于子女工作繁忙，大多数老年人平时单独生活。

　　工作任务：

　　1. 计算该社区的老年人口系数，并评估该社区老龄化的情况。

　　2. 根据该社区的老年人居住现状，说出三种养老模式。

　　3. 作为社区护士，请列出满足社区老年人健康需求的措施。

　　随着社会经济以及医疗保健事业的进步与发展，人们生活水平和健康水平不断提高，人类的寿命在逐渐延长，人口老龄化已日益成为世界各国关注的社会问题。在我国资源有限、经济尚不发达，以及"健康寿命"的新观念下，老年人群保健将成为社区十分重要的任务。做好老年人群的社区保健工作，为老年人群提供满意和适宜的医疗保健服务，不仅有利于提高老年人的生活质量，还有利于促进社会的稳定和发展。

一、人口老龄化相关概念

1. 老年人　WHO 对老年人的年龄划分有两个标准：发达国家 65 岁以上，发展中国家 60 岁以上称为老年人。随着社会的发展，人们生活水平和健康水平的提高，寿命不断延长。2000 年 WHO 对年龄界限的划分提出新的标准：60~74 岁称为年轻的老年人，75~89 岁称为老老年人，90 岁以上称为长寿老人。2013 年我国颁布的《中华人民共和国老年人权益保障法》第二条规定：老年人的年龄起点标准是 60 周岁。现阶段，我国老年人按时序年龄划分的标准是：45~59 岁为老年前期，即中年人；60~89 岁为老年期，即老年人；90 岁以上为长寿期，即长寿老人。

> 考点提示：老年人年龄划分标准

2. 老年人口系数　又称老年人口比例，是指社会人口年龄结构中老年人口占总人口的百分比，即：老年人口系数 =（老年人口数 / 人口总数）× 100%。如：以 60 岁以上为老年人为例，老年人口系数 =（60 岁以上人口数 / 总人口数）× 100%。老年人口系数是衡量人口老龄化的常用指标，也是判断社会人口是否老龄化和老龄化程度的重要指标。就一个国家或地区而言，老年人口系数越大，则老龄化程度越严重；老年人口越多，老龄问题就越突出。

3. 人口老龄化　简称人口老化，是指老年人口占总人口的百分比不断上升的一种动态过程。WHO 规定：当一个国家或地区，年满 65 岁的老年人口占总人口数的比例超过 7%，或年满 60 岁的老年人口占总人口数的比例超过 10%，即意味着这个国家或地区的人口进入老龄化社会。《"十三五"健康老龄化规划》相关调查数据显示，我国 60 岁及以上老年人口平均每年约增加 640 万。

> 考点提示：社会老龄化的标准

二、老年人健康特点

1. 老年人的生理特点　进入老年期后，感觉器官开始退化，视力、听力逐渐下降，"耳背眼花"成为显著特征，其他感知觉也在发生退行性变化；身高、体重有所下降，皮肤弹性减退、松弛，皱纹增多，须发变白脱落，牙龈萎缩，牙齿松动脱落等。各系统脏器功能出现不同程度的减退，老年人由于各器官功能的下降导致器官代偿能力减弱，对环境的适应能力下降。因此，容易出现各种慢性退行性疾病。

2. 老年人的心理特点　因生理功能减退、家庭结构及社会环境改变等因素的影响，老年人的人格会发生相应变化，如能力下降变得保守，对健康过度关注，不愿意接受新事物、新思想，易发牢骚等。其情绪趋向不稳定，易激怒，易产生抑郁、焦虑、孤独感、自闭以及对死亡的恐惧等心理。

3. 老年人患病特点　随着老年人的心脑血管系统、呼吸系统、消化系统、运动系统等各系统的功能全面衰退，老年人对环境的适应能力和对疾病的抵抗力下降。因此，老年人患病率高，慢性病居多，甚至多种疾病并存；老年人因身体衰老，脏器功能衰退，疾病常不易被发觉，往往不能得到及时治疗；老年人患病后恢复慢，预后差，容易发生意识障碍、精神症状及水电解质紊乱，后遗症发生率高。

> 考点提示：老年人患病特点

知识链接

健康老年人标准

2013 年中华医学会老年医学分会制订的健康老年人的标准如下：

1. 重要脏器的增龄性改变未导致功能异常；无重大疾病；相关高危因素控制在与年龄相适应的标准范围内；具有一定的抗病能力。

2. 认知功能基本正常；能适应环境；处事乐观积极；自我满意或自我评价好。

3. 能恰当处理家庭和社会人际关系；积极参与家庭和社会活动。

4. 日常生活活动正常，生活自理或基本自理。

5. 营养状况良好，体重适中，保持良好的生活方式。

三、社区老年人健康需求与保健指导

根据老年人的健康需求，为老年人提供恰当的保健服务，提高老年人的健康水平，缩短患病时间，满足老年人的身心照护需求，提高生活质量，保障老年人健康，从而实现健康老龄化。

（一）社区老年人营养需要与饮食指导

老年人生理功能的减退，必然会影响其对营养素的摄入和吸收。结合老年人生理特点，指导老年人选择合理的膳食，改善其营养状态，避免因饮食不合理而促使高血压、高脂血症、糖尿病、痛风等疾病的发生。

> **考点提示：老年人的膳食原则**

1. **膳食营养**

（1）适当控制热能的摄入：老年人随着年龄的不断增长，基础代谢率降低，体力活动相应减少，能量消耗降低，饮食上应当限制热能的摄入，避免高脂肪、高蛋白、高糖食物的摄入，应多吃蔬菜、水果等，使体重维持在标准体重 ±10% 范围，这样可降低心血管疾病、高血压、糖尿病等疾病的发生率。

（2）适量增加优质蛋白的摄入：老年人对蛋白质的利用率降低，易引起负氮平衡，应在条件允许的情况下适当增加优质蛋白食物，如瘦肉、鱼、蛋、大豆、奶制品等。

（3）控制动物性脂肪的摄入：动物性脂肪摄入过多会诱发动脉粥样硬化，增加心脑血管疾病的患病风险。因此，应保证足量的优质蛋白，提倡高维生素、低脂肪、低糖、低盐饮食和适量含钙、铁的膳食。

（4）鼓励老年人多饮水：在机体允许的条件下建议每天饮水 1 500ml 左右，既有利于排除代谢废物，又可以减少便秘以及脑血管意外的发生。

2. **食物烹调** 老年人消化功能减退，烹调时食物加工应松软、细烂，如有咀嚼功能障碍，可做成菜汁、菜泥、粥等流质或半流质饮食。食物烹调可采用炖、煮、炒等方法，少用油炸、油煎、烟熏及火烤等加工方法，同时注意食物的色、香、味、形，改善食品的感官性状，增加食欲。

3. **饮食习惯** 饮食应定时定量、少食多餐、不宜过饱，并且饮食要有规律、有节制、细嚼慢咽，不宜食用过冷、过热或辛辣刺激性食物，有适宜的进食环境。早餐应增加富含蛋白质的食物，午餐食物种类应丰富，晚餐宜进食清淡食物。能自理者鼓励其自行进食。

> 📖 **知识链接**

老年人一天膳食举例

一：每天喝一袋牛奶；

二：二百五十克碳水化合物；

三：三份高蛋白，即 1 个鸡蛋、1 两瘦肉、2 两鱼；

四：四句话，即有粗有细，不甜不咸，少吃多餐，七八分饱；

五：五百克蔬菜和水果，少吃或不吃腌菜；

红：少量饮用红葡萄酒与吃红辣椒、西红柿；

黄：黄色蔬菜，如黄花菜、胡萝卜、番薯、南瓜；

绿：绿茶与绿色蔬菜；

白：燕麦粉、燕麦片；

黑：黑木耳、蘑菇菌类。

4. 饮食卫生　老年人抵抗力下降，要注意饮食卫生。食物应新鲜，避免食用变质、腌制、烟熏等食物。

（二）社区老年人的休息与睡眠指导

1. 适当休息　老年人要适当休息，休息并不意味着不活动，在一天中应合理安排休息时间，但从事某一单项活动的时间不宜太长，不宜长时间半躺在沙发上看电视等，睡眠醒来应先在床上休息片刻再起床，以防发生直立性低血压或跌倒。

2. 合理睡眠　建立规律的睡眠习惯，提倡养成早睡早起和午休的习惯，不熬夜、不贪睡，限制白天睡眠时间在 1 小时左右，以保证夜间睡眠质量。保证充足睡眠的同时也要注重睡眠质量，每天总的睡眠时间应保证 7~8 个小时。睡前可用温水泡脚、饮热牛奶，晚餐避免吃得过饱，睡前避免大量饮水，也不宜饮用浓茶、咖啡等，以免影响睡眠。

（三）社区老年人的安全防护指导

1. 跌倒和坠床防护　老年人由于各系统功能衰退、平衡失调、感觉减退等原因，容易发生跌倒、坠床等意外伤害。社区护士应采取必要措施保证老年人的安全，预防跌倒。如进行家庭居住环境评估，合理布置居室环境，衣着得体，尽量不穿拖鞋，外出避开上下班高峰，睡眠时在床旁加护栏，必要时专人陪护以防坠床。

2. 呛噎预防　呛噎是老年人常发生的意外。据报道每年因噎食窒息死亡的人群中，80% 为老年人。因此，应采取有效的措施预防老年人发生呛噎。如指导老年人正确饮食，进食时采取合适体位，宜采取坐位或半卧位，因病需要平卧的老年人，进食速度宜慢，宜均匀小口进食；进食时应集中注意力，避免说笑、看电视等；进食干食时备水或汤，进稀食易呛者可将食物加工成糊状。

3. 安全用药　老年人慢性疾病增多，需要长期服药治疗，由于老年人的各器官功能衰退，大量、长期服药容易造成药物蓄积中毒和导致不良反应。因此，应严格掌握用药原则，正确指导用药，保证老年人合理、有效、安全用药。

（1）用药原则：①恰当选药，不滥用药。②用药种类宜少。③用最小有效剂量。④用法简单易行。⑤及时调整药物种类。

（2）用药指导：指导老年人严格遵医嘱用药，不随意更改用药剂量与时间，提高用药依从性，不滥用药物；服用药物种类多时，可分次服下，粉剂应加水调成糊状或装成胶囊再服用；使用镇静类药物最好上床后服用，或服药后立即上床，以防跌倒；服药期间，禁止吸烟、饮酒，并注意药物间的相互作用；注意观察药物的不良反应。

> 🔖 **考点提示**：老年人的安全防护指导内容

第二节　不同养老模式与健康管理

📖 导入情景

李某，女，72 岁。丧偶，生活能够自理，子女均在外地工作。在某机构养老中心生活已有 5 年，喜欢聊天、打牌、散步，心情愉悦，但时常想念子女，期望子女探望。

工作任务：

1. 为该老人选择适合的养老模式。

2. 举例说出目前养老模式的种类。

老有所养是我国《老年人权益保障法》中关于"五个老有"规定的内容之一。一切有利于老年人生活和满足老年人需求的方法、途径、形式和手段，都称之为养老模式。面对人口老龄化进程的加快，在不断增长的老年人口数量与养老压力下，人们开始呼吁加快兴建养老院、老年公寓等养老设施，并尝试多样化、综合性的养老模式，以迎接人口老龄化高峰的到来。目前，社区居家养老、机构养老、家庭养老是我国最基本的三种养老模式，而以房养老、旅游养老、乡村养老、合居养老等新型养老模式也在不断发展之中。

> 🔖 **考点提示**：目前我国养老模式的种类

一、社区居家养老模式及健康管理

1. 社区居家养老　社区居家养老是老年人在家庭居住与社区上门服务相结合的一种养老模式，是指在社区内为家庭居住的老年人提供物质、设施、衣食住行以及生活照料、医疗护理、心理保健、体育娱乐、文化教育、法律咨询等方面的服务。社区居家养老模式是个没有围墙的养老院，与发达国家近年来逐步推行的"就地养老"的政策相一致，弥补了家庭养老的不足，可以确保老人、子女、养老服务人员以及政府各取所需，促使资源得到充分利用，是目前政府大力倡导的一种新型养老模式。

2. 日间照料　是社区居家养老的另一种模式，是指为社区内生活不能完全自理、日常生活需要一定照料的半失能老年人提供膳食供应、个人照顾、保健康复、休闲娱乐等日间托养服务，是一种适合半失能老年人的"白天入托接受照顾和参与活动，晚上回家享受家庭生活"的社区居家养老服务新模式。

3. 健康管理　针对居家老年人的健康需求，应为老年人提供合适的保健服务。如指导老年人合理膳食、改善营养，适当休息、促进睡眠，增加娱乐、科学运动，保持清洁、促进舒适等日常生活保健；预防跌倒、坠床、呛噎等意外伤害；安全合理用药以及心理慰藉等方面，提高生活质量，实现健康老龄化。

二、机构养老模式及健康管理

1. 机构养老　是指由专门的养老机构如老人疗养院、敬老院、老年公寓等,将老人集中起来,进行全方位的照顾,包括提供饮食起居、清洁卫生、生活护理、文体娱乐活动、健康管理等一系列综合性服务。它是一种专业化、规模化、高效率的养老模式,既实现了老有所养、老有所乐,又可满足子女经常探视的需要。目前,我国养老机构总体数量偏少、质量较差、增速较慢,因此,机构养老仍存在供需矛盾突出、经营管理困难较多、政策措施落实不到位、民办养老机构发展比较艰难、农村养老机构发展滞后等诸多亟待解决的问题。全国各大城市状况虽有所不同,但普遍来讲,各方面条件比较优越的养老机构入住率较高。

2. 健康管理　在机构养老过程中,根据老年人的健康需求,指导其采取有效可行的方法进行健康管理,维护健康,预防疾病。在生理方面,应采取积极有效措施,如指导老年人保持健康的生活方式,保持大便通畅,预防意外伤害事件的发生,增进自我保健能力等,协助老人防病治病、促进健康、推迟衰老,做到病而不残、残而不废;在精神心理方面,应密切关注老年人的精神心理行为,尊敬、关心、爱护老年人,采取有效措施,如指导老年人保持正常心理活动,消除老年人的孤独感,鼓励家人陪伴和探视,开展老年生命教育,必要时给予心理疏导和干预等,帮助老年人保持良好的精神心理状态。

三、家庭养老模式及健康管理

1. 家庭养老模式　养儿防老、家长的主导地位、几代同堂等传统观念形成了"家庭养老"的传统模式。家庭养老模式以血缘关系为纽带,由子女、配偶或其他直系亲属为老年人提供经济、生活和精神照顾,以保障老年人基本生活。家庭养老一方面可以促进代际交流,给予老年人"儿女孝顺"的精神安慰;另一方面,从社会的角度考虑,不仅可以降低社会养老成本,更有利于养老尊老的社会风气的形成。然而,随着当代社会家庭养老人力成本的剧增,农村家庭养老压力增大,"421型"家庭的增多、"空巢家庭""重幼轻老"等一系列现象和问题的出现,家庭养老逐步凸显出其脆弱性和历史局限性,对老年人的心理健康和实际生活质量均产生了严重影响。

2. 健康管理　当家庭养老模式出现困难,并难以为继时,则需更多借助于社区上门服务,这时家庭养老模式则转变为社区居家养老模式,或转变为居家养老的另一种模式——日间照料模式,或借助于专业化养老服务机构,同时给予老年人长期照料、精神慰藉、临终关怀等老年护理服务。

第三节　社区临终关怀与护理

📖 导入情景

某老年人,男,64岁。丧偶,平日生活能够自理。近日感觉食欲不振、肝区疼痛、进行性消瘦近1个月。在子女陪同下到某医院就诊,经检查确诊为肝癌晚期,医生建议保守治疗。患者和家属得知病情后极力否认,并到其他医院做进一步检查。

工作任务：

1. 作为社区护士,请为临终患者和家属做好健康维护。

2. 说出临终关怀的原则和服务理念。

生、老、病、死是人生的自然发展过程,临终是生命过程的最后阶段。临终患者在生理和心理上承受着巨大的痛苦,同时家属也面临着巨大的压力。帮助临终患者坦然、平静地面对死亡,减轻临终前的生理和心理反应,以提高生存质量,使之有尊严、无痛苦、安详地走完人生的最后旅程,并对临终患者的家属给予疏导和安慰,帮助家属缩短悲伤期,维持身心健康,是护士应尽的职责。

一、概述

现代临终关怀是实现人生临终健康的一种重要方式,也是医学人道主义精神的具体体现,是贯穿生命末端全程的、立体式的卫生服务项目。临终关怀作为一种社会文化现象,越来越被社会认可和重视,享受临终关怀是人的一项基本权利。

(一) 基本概念

临终关怀是指由社区护士、医生、社会工作者、志愿者以及政府和慈善团体人士等组成的团队,向临终患者及其家属提供的包括生理、心理和社会等方面在内的一种全面性支持和照料。其目的在于使临终患者的生命质量得以提高,能够无痛苦、舒适地走完人生的最后旅途,并使家属的身心健康得到维护和保障。

(二) 死亡教育

死亡教育是随着死亡学的兴起发展起来的,是将有关死亡及其与生命有关的知识传递给个体及社会的教育过程。死亡教育关注的不只是死亡的话题,还包括了关于生命的探讨,因而也称为生命教育。在社区适当开展死亡教育也有利于人们树立正确的生死观,更加珍惜生命,使人们更好地认识到生命的意义,从而有计划地合理安排自己的生活。

(三) 社区临终关怀的原则和服务理念

1. 以照料为中心　临终关怀是针对各种疾病晚期、无治愈希望、生命即将结束者进行的照护,一般在死亡前3~6个月实施临终关怀。对这些患者不是通过治疗疾病使其免于死亡,而是在临终前提供缓和护理。缓和护理的目标是预防和减轻给患者带来明显痛苦的症状,不管疾病所处的分期,以患者及家庭为中心给予支持,优化其生活质量。因此,临终关怀是从以治愈为主的治疗转变为以对症治疗为主的照料。

2. 维护人格尊严和权利　实行人道主义,使临终患者在人生的最后旅程同样得到热情的照顾和关怀,体现生命的价值、生存的意义和尊严。护士应注意维护和保持患者的价值、尊严和权利,在临终照料中应允许患者保留原有的生活方式,尽量满足其合理要求,维护其个人隐私和权利。

3. 提高临终患者的生命质量　临终关怀不以延长生存时间为目的,而以提高生存质量为宗旨。通过对临终患者的照料,减轻痛苦,提高生命品质,让临终患者在人生的最后阶段与家人共度温暖时光。

考点提示:临终关怀的原则和服务理念

二、临终患者及家属的健康维护

对临终患者及家属的护理应体现出护理的关怀和照顾,用护士的细心、爱心、耐心、责任心、同情心,以尊重生命、维护尊严、尊重患者的权利为宗旨,了解患者和家属的身心需求并给予满足,对他们表示理解和关爱,营造安详和谐的环境,使临终患者及家属获得帮助和支持。

(一) 临终患者的健康维护

1. 生理方面　随着病情的发展,临终患者的身体随之会出现肌肉张力丧失、循环功能减退、胃肠道蠕动减弱、呼吸功能减退、感知觉下降、意识以及疼痛等改变。因此,护士应帮助临终患者改善呼吸功能,减轻痛苦,促进患者舒适,加强营养、增进食欲,尽量减轻感知觉改变的影响,注意观察病情变化,做好护理照料工作。

2. 心理方面　临终患者会产生十分复杂的心理和行为反应。美国医学博士布勒·罗斯将身患绝症的患者从获知病情到临终整个阶段的心理反应过程总结为五个阶段,即否认期、愤怒期、协议期、忧郁期和接受期。护士应及时评估临终患者的心理变化,耐心倾听患者的诉说,表示同情和关心,满足其合理的心理需求。

> 📖 考点提示:临终关怀的健康维护

(二) 临终患者家属的健康维护

临终患者家属在感情上很难接受即将失去亲人的事实,家属从患者生病到死亡,也有着非常复杂的心理反应。家属面临着生理、心理和社会等多方面的压力。因此,护士应尽量满足家属照顾患者的需求,指导家属对患者进行生活照顾,鼓励家属表达感情,协助维持其家庭的完整性,维护家属的身心健康等。

三、社区护士在临终关怀中的职责

以临终关怀的原则和服务理念为宗旨,积极做好临终关怀工作,不仅是患者家属的期望,也是社区护士的重要职责之一。在社区临终关怀工作中,护士的主要职责有:评估临终患者及家属的需求;为临终患者提供全面的照护;为临终患者家属提供情感支持;对临终患者及其家属进行死亡教育等。

(刘宝莉)

扫一扫,
看总结

扫一扫,
测一测

第十二章　社区常见慢性病管理与护理

1201

扫一扫，
自学汇

 学习目标

1. 掌握慢性病的特点以及常见慢性病的社区护理。
2. 熟悉高血压、冠心病、糖尿病的社区管理。
3. 了解常见慢性病危险因素。
4. 能够为社区居民提供健康教育并对慢性病进行有效干预。
5. 学会与社区居民沟通、交流的方法，提高发现和解决健康问题的能力。

　　随着医学科学的发展、社会文明的进步以及生活方式的改变，疾病谱和死亡谱发生变化，传染病的发病率下降，慢性病已取代传染病而成为人类健康的主要杀手。慢性病通常是终身性疾病，疼痛、伤残及昂贵的医疗费用等都极大地影响着慢性病患者的健康状况和生活质量，也给社会和家庭带来巨大的经济负担。慢性病患者多数时间在家庭和社区中度过。因此，在社区开展慢性病患者的保健与护理，提高社区慢性病患者的自我护理能力，对延缓慢性病进展、降低死亡率、改善和提高患者生存质量具有积极的作用。

第一节　慢性病概述

导入情景

　　刘先生，农民，儿女双全，但儿子在未成年时因白血病去世。这对刘先生打击很大，他整日喝酒，大量吸烟，熬夜打牌，家人劝说无效。这样生活 8 年后，刘先生因胸闷、咳痰、痰中带血到医院检查，被确诊为"肺癌"。采取胸腔镜下肺癌根治术，随后化疗，但两年后复发，继续治疗，为此花掉所有积蓄，并欠债十多万。

　　工作任务：
1. 分析刘先生患慢性病的危险因素。
2. 总结慢性病的特点。

一、慢性病概念及特点

(一) 概念

慢性病又称慢性非传染性疾病,是对起病隐匿、病程长且病情迁延不愈、缺乏确切的传染性生物病因证据、病因复杂且有些尚未完全被确认的一组疾病的概括性总称。慢性病主要包括恶性肿瘤、心脑血管病、糖尿病、慢性阻塞性肺疾病和阿尔茨海默病等一系列无传染性的疾病。

(二) 特点

1. 原因不明　与急性传染病不同,慢性病没有明确的病因。现代病因学研究证明,其发病与遗传因素、环境因素、生活行为因素和卫生服务因素等有关。

⏻ 考点提示:慢性病的特点

2. 起病隐匿　慢性病早期多无症状或症状不明显,大多数患者都是发生在不知不觉中,有些是体检时被告知患有某种慢性病,还有些是慢性病的并发症出现后,患者才意识到自己患有慢性病。

3. 病理改变不可逆　大多数慢性病患者在发病早期没有症状或症状、体征不明显。一旦出现症状或某些症状反复出现并逐渐加重引起患者重视而就医,或体检时机体已经出现了不可逆转的病理变化,才被发现而治疗,这时患者往往到了疾病的后期,故疗效欠佳。

4. 病程长而病情复杂　慢性病症状复杂、变化多端,易产生并发症,如营养不良、感染、压疮等。慢性病是一个长期的、不可逆的患病过程,且随年龄的增长而加重,患者若长期缺乏体育锻炼或康复方法不当,最终将导致人体多种功能障碍或丧失。

5. 某些危险因素可以预防　与慢性病相关的一些危险因素可以预防,例如吸烟、肥胖、缺乏体育锻炼等。

6. 需要长期医疗照顾及指导　慢性病病程长,需要长时间用药及其他治疗,并根据病情需要给予生理、心理方面的护理指导,必要时施予各种康复手段,使患者能够自我照顾。

二、慢性病的分类

根据慢性病对生命影响程度不同,将慢性病分为三类:

1. 致命性慢性病　包括艾滋病、各种癌症等疾病。

2. 可能威胁生命的慢性病　如肺气肿、阿尔茨海默病、慢性酒精中毒、硬皮病、高血压、糖尿病、血友病、红斑狼疮、脑卒中、慢性肾衰竭、先天性心脏病、再生障碍性贫血等。

3. 非致命性慢性疾病　包括帕金森病、骨关节炎、类风湿性关节炎、胆石症、痛风、偏头痛、支气管哮喘、慢性支气管炎、青光眼、创伤或烧伤后遗症等。

三、慢性病的危险因素

慢性病的种类多,引起疾病的原因复杂,有些疾病的病因至今仍不明确。有研究表明,慢性病的发生与不良生活方式和行为以及环境污染密切相关,其次与年龄、性别及遗传等不可改变因素也有一定的关系。已知的危险因素有:

⏻ 考点提示:慢性病的危险因素

(一) 不良生活方式与行为

1. 不合理饮食　如高盐与高血压、高胆固醇与动脉粥样硬化、高脂膳食与肥胖、受黄曲霉菌污染的食物与肝癌等疾病的相关性均已被证实。

2. 吸烟　吸烟可引起肺脏、心血管、胃肠道疾病和多种肿瘤,会加重糖尿病,可促发阿尔茨海默病。吸烟也是导致不孕不育症及影响胎儿正常发育的危险因素。

3. 饮酒　与冠心病、原发性高血压密切相关,与咽喉癌、口腔癌和食管癌相关。饮酒和吸烟有协同致癌作用。

4. 缺乏运动　在现代社会中,越来越多的人以车代步,这种静息式生活方式使运动量不足,体重超重或肥胖,易患高血脂、高血压、冠心病、糖尿病、胆囊疾病、心理疾病和某些类型的恶性肿瘤。

(二) 环境因素

环境包括自然环境、社会环境和社会心理环境。

1. 自然环境　空气污染、噪声、水污染以及室内装修、厨房烹调油烟对生活环境的污染,都是导致肺癌等恶性肿瘤以及慢性阻塞性肺疾病的危险因素。

2. 社会环境　政府的卫生政策、卫生资源的配置、医疗系统的可利用程度、社会风俗习惯、人口的构成与流动状况、个人受教育的程度、家庭因素、社会经济地位等社会因素也影响着居民的健康。

3. 社会心理环境　现代社会生活、工作节奏加快,竞争激烈,人际关系复杂,紧张刺激增加。社会环境变化过快,对人的刺激强度过大、时间过久,或经常反复出现的压力、紧张、恐惧、失眠、精神失常等心理因素和情绪反应已成为一个重要的心理致病因素,可使人体产生神经功能紊乱、内分泌失调、血压持续升高等,从而导致某些器官、系统的疾病。

(三) 不可改变的因素

不可改变的因素包括年龄、性别及遗传等因素。这些因素在目前的医疗条件下是不可改变的。许多慢性病的发病率与年龄成正比,随年龄的增长而增加,并随年龄的增长而加重。一些疾病如乳腺癌、原发性高血压、冠状动脉粥样硬化性心脏病、精神分裂症等常具有家族倾向性,可能与遗传因素、环境因素或共同的饮食有关。

第二节　高血压社区管理与护理

📖 **导入情景**

某男,45岁,干部。单位体检时发现其血压为150/100mmHg,无明显并发症,未规律用药,否认其他病史,工作压力大,脾气暴躁,喜饮酒,吸烟史10年,父亲有高血压、脑出血病史。

工作任务:

1. 说出高血压的诊断标准并说出如何判断该男性是否为高血压患者。

2. 说出社区高血压管理流程并制订高血压患者健康教育计划。

高血压病是指以体循环动脉血压增高为主,并可造成心、脑、肾、血管等重要脏器功能性或器质性改变的临床综合征。在高血压患者中,约95%的患者血压升高的原因不明,称之为原发性高血压;5%的患者血压升高具有明显而独立的危险因素,称之为继发性高血压。本节主要介绍的是原发性高血压。

一、高血压概述

(一) 流行病学特点

《中国高血压防治指南》(2018 年修订版)指出,我国高血压发病率仍然呈上升趋势,我国人群高血压流行有两个比较显著的特点:从南方到北方,高血压患病率递增;不同民族之间高血压患病率存在差异。高钠、低钾膳食,以及超重和肥胖均为我国高血压发病的重要危险因素。

我国高血压患者的知晓率、治疗率和控制率近年来有明显提高,但总体仍处于较低的水平,分别为 51.6%、45.8% 和 16.8%。

(二) 危险因素

高血压危险因素包括遗传因素、年龄以及不良生活方式等。人群中普遍存在危险因素的聚集,随着高血压危险因素聚集的数目和严重程度增加,血压水平呈现上升的趋势,高血压患病风险增大。

1. 高钠、低钾膳食 是我国人群重要的高血压发病危险因素。研究表明,人群 24 小时尿钠排泄量中位数增加 2.3g(100mmol/d),收缩压(SBP)/ 舒张压(DBP)中位数平均升高(5~7)/(2~4)mmHg。现况调查发现 2012 年我国 18 岁及以上居民的平均食盐摄入量为 10.5g,虽低于 1992 年的 12.9g 和 2002 年的 12.0g,但远远高于 WHO 推荐的每天 6g 的摄入量,且我国人群普遍对钠敏感。

2. 超重和肥胖 超重和肥胖显著增加全球人群全因死亡的风险,同时也是高血压患病的重要危险因素。近年来,我国人群中超重和肥胖的比例明显增加,中年人的超重率为 38.8%,肥胖率为 20.2%,其中女性高于男性,城市人群高于农村人群,北方居民高于南方居民。中国成年人超重和肥胖与高血压发病关系的随访研究结果发现,随着体质指数(BMI)的增加,超重组和肥胖组的高血压发病风险是体重正常组的 1.16~1.28 倍。超重和肥胖与高血压患病率关联最显著。

3. 过量饮酒 包括危险饮酒和有害饮酒。危险饮酒指按乙醇计量,男性 41~60g,女性 21~40g;有害饮酒指按乙醇计量,男性 60g 以上,女性 40g 以上。我国饮酒人数众多,18 岁以上居民饮酒者中有害饮酒率为 9.39%。限制饮酒与血压下降显著相关,乙醇摄入量平均减少 67%,SBP 下降 3.31mmHg,DBP 下降 2.04mmHg。传统医学认为少量饮酒,特别是饮用保健药酒有利于健康,甚至用药酒治疗疾病。但现代医学认为,有关少量饮酒有利于健康的证据尚不足,甚至相关研究表明,即使少量饮酒也对人体有害,何况乙醇易使人兴奋,事实上很难做到少量饮酒。过去一般认为少量饮用红葡萄酒对预防心脑血管疾病有一定的作用。

4. 长期精神紧张 是高血压患病的危险因素,精神紧张可激活交感神经从而使血压升高。精神紧张包括焦虑、担忧、心理压力大,紧张、愤怒或恐惧等,结果显示有精神紧张者发生高血压的风险是正常人群的 1.18 倍。

5. 其他危险因素 除了以上高血压发病危险因素外,其他危险因素还包括年龄、高血压家族史、缺乏体力活动,以及糖尿病、高血脂等。近年来大气污染也备受关注。研究显示,暴露于 $PM_{2.5}$ 和 PM_{10}、SO_2 和 O_3 等污染物中,均伴随高血压的发生风险和心血管疾病的死亡率增加。

二、高血压社区管理

《高血压防治指南》(2018 年修订版)指出,社区高血压的防治要采取面对全人群、高血压高危人群和患者的综合防治策略,采用第一级预防、第二级预防、第三级预防相结合的综合性干预措施,并制订了社区高血压防治操作流程(图 12-1)。

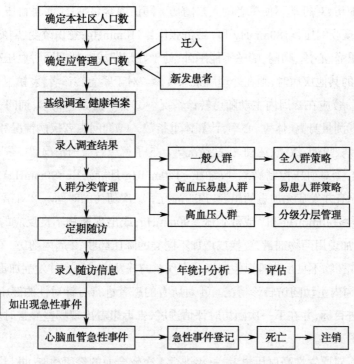

图 12-1　社区高血压防治操作流程

1. 全人群管理　主要采用健康促进理论,强调政策发展和环境支持,定期举办健康知识讲座,利用宣传栏、黑板报、文字宣传材料对社区全人群开展多种形式的高血压防治的宣传和教育,提高自我保健意识和防护能力。提倡健康生活方式,特别是强调减少钠盐的摄入和控制体重。对社区居民进行高血压筛查,重视高血压的早期检出。社区高血压患者的筛查有以下途径:

(1) 建立居民健康档案:档案的基本内容包括个人一般情况、家族史、现病史、体检、化验、生活方式等。将居民健康档案与社区的常规诊疗信息系统联网,开展持续性的保健服务。

(2) 健康检查:通过定期健康检查的方式发现高血压患者。

(3) 门诊就诊:要求对辖区内 35 岁及以上常住居民,每年在其第一次到乡镇卫生院、村卫生室、社区卫生服务中心(站)就诊时为其测量血压。对第一次发现收缩压≥140mmHg 和 / 或舒张压≥90mmHg 的居民,在去除可能引起血压升高的因素后,预约其复查,患者在安静、清醒、未服降压药的情况下,3 次非同日测量血压均高于正常,可初步诊断为高血压。

(4) 单位提供血压计:职工可随时测量血压,以及时发现高血压。

(5) 家庭自测血压:自我测量血压,鼓励子女为父母测量血压,以便及时发现高血压。

2. 高危人群管理　对于有家族史或其他高危因素的人群,在实行全人群策略基础上,每年至少要测量 2~4 次血压,同时实施危险因素筛查和检测,例如检测血脂、体重指数等,同时应开展行为干预,例如指导戒烟、减轻体重。分析高危人群的危险因素,协助其制订干预方案,评价实施效果。

3. 患者管理　根据《国家基本公共卫生服务规范》(第三版)的要求,高血压患者的社区管理内容如下:

(1) 纳入高血压患者健康管理:按高血压筛查要求,对已确诊的原发性高血压患者纳入高血压患者健康管理。对可疑继发性高血压患者,及时转诊。

(2) 随访管理:对原发性高血压患者,每年要提供至少 4 次面对面的随访,随访可采用多种方式,常见的方式包括患者到医院或诊所就诊时随访、定期到居民比较集中的社区站点随访、患者自我管理教育后的电话随访、对行动不便患者的入户随访。随访内容包括：①测量血压并评估是否存在危急情况。例如：出现收缩压≥180mmHg 和 / 或舒张压≥110mmHg；意识改变、剧烈头痛或头晕、恶心呕吐、视力模糊、眼痛、心悸、胸闷、喘憋不能平卧；处于妊娠期或哺乳期同时血压高于正常等危急情况；存在不能诊治的其他疾病时，须在处理后紧急转诊。对于紧急转诊者，乡镇卫生院、村卫生室、社区卫生服务中心(站)应在 2 周内主动随访转诊情况。②若不需紧急转诊，询问上次随访到此次随访期间的症状。③测量身高、体重、心率，计算体重指数。④询问患者疾病情况和生活方式，包括心脑血管疾病、糖尿病、吸烟、饮酒、运动、摄盐情况等。⑤了解患者服药情况。

(3) 分类干预：①对血压控制满意(收缩压 <140mmHg 且舒张压 <90mmHg)、无药物不良反应、无新发并发症或原有并发症无加重的患者，预约进行下一次随访的时间。②对第一次出现血压控制不满意，即收缩压≥140mmHg 和 / 或舒张压≥90mmHg，或出现药物不良反应的患者，结合其服药依从性，必要时增加现用药物剂量，更换或增加不同类的降压药物，2 周内随访。③对连续两次出现血压控制不满意或药物不良反应难以控制以及出现新的并发症或原有并发症加重的患者，建议其转诊到上级医院，2 周内主动随访转诊情况。④对所有的患者进行有针对性的健康教育，与患者一起制订生活方式改进目标，并在下一次随访时评估进展，告诉患者出现哪些异常时应立即就诊。分类干预服务流程见图 12-2。

(4) 健康体检：对原发性高血压患者，每年进行 1 次较全面的健康检查，可与随访相结合。内容包括体温、脉搏、呼吸、血压、身高、体重、腰围、皮肤、浅表淋巴结、心脏、肺部、腹部等常规体格检查，并对口腔、视力、听力和运动功能等进行粗测判断。

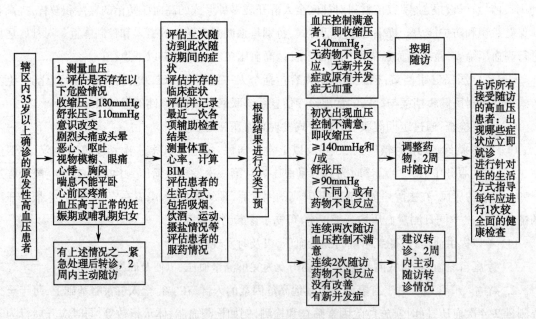

图 12-2　高血压患者随访流程图

三、高血压患者的社区护理

高血压患者的护理，除必要的血压控制外，更需要系统的健康教育，使患者能够从心理、营养、运动、生活方式等方面重新获得正常或接近正常的生活状态。

1. 护理评估　评估患者的家族史、既往史及现在的健康状况；不良生活方式与行为；精神、心理与社会状况；家庭结构、家庭功能、医疗资源利用与患者自我护理能力；是否患有其他疾病。

2. 主要的护理诊断 ①头痛 与血压升高有关。②有受伤的危险 与血压升高有关。③活动无耐力 与长期高血压导致心功能减退有关。④焦虑、恐惧 与对疾病缺乏了解有关。⑤知识缺乏：缺乏高血压病进展过程的知识、高血压自我保健知识。⑥潜在并发症：高血压急症、脑血管意外、心功能衰竭。

3. 护理计划和目标 患者能说出与高血压有关的一般护理知识。例如：血压的正常值，如何正确测量血压；目前正采取哪种非药物疗法，其效果如何；能做到遵医嘱坚持服药；已逐步改变了原来的不良行为，比如戒烟戒酒、限盐控油、控制情绪、适当运动、减轻体重等；控制血压在正常范围；能定期进行体检，检测血压并与社区护士保持联系。

4. 护理措施 高血压护理措施主要包括：

(1) 指导患者监测血压：血压测量要做到"四定"，即定时间、定部位、定体位、定血压计；选准测压时机，即在血压高峰时测压，以确保血压是真正降至正常。

考点提示：高血压的护理措施

(2) 指导患者的饮食：饮食要做到低盐、低脂、低胆固醇和高钾、高钙、高维生素。食盐的摄入量应控制在每日 6g 以内，均衡膳食，坚持食物多样、谷类为主的原则，将体重指数保持在 20~24。

(3) 药物依从性指导：对于高血压患者，除坚持健康的生活方式外，遵医嘱服药尤为重要。高血压患者服药依从性差的原因有：老年人记忆力减退，经常忘记服降压药；无头晕、头痛等不适，自认为高血压好转而自行停药；自认为体育锻炼可降低血压，无须再服药；自认为"是药三分毒"，要尽量不吃或少吃降压药；自认为随着年龄增长血压会自然增高，无须再服药；自认为夏天血压自然会降低，可以停药；服药后出现干咳、乏力、水肿等不适而停药。因此，社区护理人员应根据不同情况，有针对性地对患者进行健康教育，提高高血压患者的服药依从性。

(4) 做好心理护理：高血压患者心理健康与否将决定治疗与康复的成败。心理护理是非药物治疗中十分重要的内容，主要有支持性心理治疗、情绪治疗、松弛疗法、音乐疗法等。

第三节 冠心病社区管理与护理

导入情景

张先生，53 岁，患冠心病 5 年。近半年来，出现过 4 次心前区疼痛，与劳累有关，休息后可缓解，未予以重视。近日因劳累和与家人生气，突然出现烦躁、大汗、心前区疼痛，舌下含服硝酸甘油疼痛不能缓解，立即到医院就诊。查体：血压 90/60mmHg，脉搏 110 次/min，心电图出现心肌梗死的特征性和动态性改变，诊断为心肌梗死。经过 1 个月住院治疗，患者出院回家休养。

工作任务：

1. 对张先生个人和家庭进行护理评估。

2. 针对张先生的情况，制订健康教育计划。

冠状动脉粥样硬化性心脏病又称缺血性心脏病，简称冠心病，是由冠状动脉狭窄或闭塞引起的心肌缺血缺氧或坏死的心脏疾病。本病的发生与冠状动脉粥样硬化狭窄的程度和支数密切相关，是动脉粥样硬化导致器官病变的最常见类型,也是严重危害人类健康的常见病。

一、冠心病概述

(一)流行病学特点

冠心病多发生于 40 岁以上人群,50 岁以后进展较快,男性多于女性,脑力劳动者较多,城市高于农村。近年来,发病年龄有年轻化趋势。据 WHO 2011 年报告,我国冠心病死亡人数已列世界第二位。随着人民生活水平的提高,膳食结构的改变,冠心病的发病率和死亡率正呈逐年上升的趋势。

(二)危险因素

1. 机体因素　如性别与年龄、超重与肥胖、遗传等。

2. 疾病因素　如高血压、高血脂、高血糖等。

3. 生活行为因素　吸烟、饮酒、不良饮食习惯和缺乏体力活动等。

二、冠心病社区管理

1. 健康人群的保健管理　冠心病的第一级预防是控制和消除产生冠心病的危险因素。具体措施包括:

(1)筛查并控制冠心病的危险因素:通过体检、门诊检查等发现高危人群,如高血压、高血脂、糖尿病、长期吸烟和体重超重者。针对危险因素,通过药物和非药物方法控制高血压、高血脂、高血糖。体重超重的人要增加体力活动并控制饮食,减轻体重。

(2)尽早养成良好的行为和生活方式:预防冠心病要从儿童、青少年入手,培养良好的生活习惯,如坚持运动、合理膳食、不吸烟、不酗酒、防止肥胖及高血脂;在成人中宣传吸烟的危害,做到不吸烟或主动戒烟。避免长期精神紧张和情绪过分激动。

2. 高危人群管理　采取第二级预防,早期发现、早期干预,从而有效地阻止病变的发展。

(1)冠心病患者的自我预警:凡突发上腹或胸部疼痛、心慌、胸闷、气短、气促、疲乏、精神不振、烦躁及头晕等症状,应及时就医。

(2)定期体检筛查:对于有高血压、高血脂、高血糖、长期吸烟、体重超重及冠心病家族史者,应每年体检一次,以便及时发现冠心病患者。体检项目包括:血压、血脂、血糖、心肌酶及心电图。

3. 患者管理　对于疑是冠心病的患者,社区医护人员应快速识别并负责把患者转到有条件治疗的医院。对确诊为冠心病的患者应进行规范的社区管理,目的是预防患者发生心肌梗死等严重的心血管事件。根据患者的临床诊断及状况,对于不同类别的患者,应采取不同的社区管理策略。

(1)慢性稳定性心绞痛患者:每隔 4~12 个月随访一次,进行健康评估,包括心绞痛发作的频率和严重程度、当前所使用的药物、体格检查情况、血糖血脂情况、心功能及体力活动水平、患者的生活方式等。并建议患者在治疗的第一年每隔 3~6 个月或需要时进行心电图、肾功能、肝功能、血糖等监测,以后每年检查一次。

(2)经皮冠状动脉重建术后患者:随访管理内容包括观测患者的心绞痛发作情况,术后 6 个月复查心电图,每月 1 次观察抗血小板聚集药物的使用情况及作用。

(3)冠状动脉搭桥术后患者:随访观察患者心绞痛发作的情况、活动能力、有无呼吸困难,提醒患者进行专科复诊,监测药物使用情况。

(4)冠心病合并慢性心力衰竭患者:每隔 1~3 个月随访一次,评估患者完成日常生活的能力和期望达到的运动能力,指导生活方式和运动,如饮食、饮酒、吸烟等,定期复查心电图、胸部X线检查以及超声心动图。

三、冠心病患者的社区护理

1. 居住环境　应安静舒适,温湿度适宜,通风良好,空气新鲜。

> **考点提示:** 冠心病的护理措施

2. 饮食　应采取低脂肪、低糖、低盐、低热量、高维生素、高纤维素膳食,多吃水果、蔬菜,养成定时、定量进餐的饮食习惯,避免暴饮暴食,禁忌烟酒、咖啡等。

3. 保持大便通畅　适当增加膳食纤维素的摄入量,适度饮水,预防便秘,保持大便通畅,如厕最好使用坐式马桶,避免用力排便诱发心绞痛。

4. 清洁卫生　指导患者洗澡时水温不宜过高或过低,一般水温应保持在38~40℃,洗澡时间以不超过30分钟为宜,以免增加心脏负担。根据天气变化增减衣物,预防感冒。

5. 服药指导　冠心病患者要按时服药,药物要放在固定位置,以便于在紧急情况下迅速找到,注意硝酸甘油避光保存。外出应随身携带硝酸甘油,心绞痛或心肌梗死发作时,就地休息、服药,及时就医。患者还应随身携带急救卡。

6. 识别非典型症状　教会患者及家属识别心绞痛和心肌梗死发作的非典型性症状,例如腹部疼痛和不适。对老年人或有高血压、糖尿病、心脏病家族史的人,若出现不明原因、不寻常的腹部疼痛和不适,持续20~30分钟,应考虑是否是心脏病发作。

第四节　糖尿病社区管理与护理

📖 **导入情景**

刘女士,62岁。2型糖尿病史12年,高血压史9年,肾功能不全3年,应用胰岛素治疗5年。患者一直辗转于多家三级甲等医院的内分泌科治疗,曾尝试多种保健品、中药降糖。口服降糖药的种类、剂量不断增加,血糖一直控制不理想,半年前刘女士来子女家居住,子女请求社区医务人员予以必要的帮助。

工作任务:

1. 将刘女士纳入规范的糖尿病患者健康管理。

2. 针对刘女士的情况,制订社区护理计划。

糖尿病主要分为1型与2型两种,2型糖尿病约占糖尿病病人的90%。2型糖尿病是由遗传和环境因素相互作用而引起的一组以慢性高血糖为特征的代谢异常综合征。典型症状有多饮、多尿、多食以及体重减轻等。该病对生命和健康的威胁仅次于高血压、冠心病。

一、糖尿病概述

(一)流行病学特点

糖尿病是分布极广的一种常见病,不仅见于青少年和中年,更常见于老年人。全球糖尿病患病率呈现逐步上升趋势,其中 2 型糖尿病发病率的增长远高于 1 型糖尿病。我国糖尿病还具有以下特点:发病年龄年轻化;血糖升高,但未达到糖尿病诊断标准者大量存在;各地发病状况差异大;社区 2 型糖尿病患者占绝大多数。

如何早期发现和诊断糖尿病（微课）

关于糖尿病诊断标准的解释（微课）

(二) 危险因素

糖尿病的危险因素分为可控制和不可控制两大类。

1. 可控制的危险因素　包括体重超重、吸烟、缺乏体力活动、高血压和高血脂。体重超重是 2 型糖尿病的一个主要危险因素。吸烟会使血糖难以控制。缺乏体力活动会导致超重、高血压和高血脂。高血压、高血脂又与胰岛素抵抗有关。

2. 不可控制的危险因素　包括遗传、年龄、妊娠糖尿病、分娩巨大儿等。2 型糖尿病有家族性发病的特点。另外,曾经被诊断为妊娠糖尿病或分娩了体重超过 4 000g 以上婴儿的女性患糖尿病的机会大。约 50% 的 2 型糖尿病患者多在 55 岁以后发病,年龄越大发病率越高。但是肥胖、缺乏体力活动的年轻人中糖尿病的发病率在不断上升。

(三) 典型表现与诊断

糖尿病的典型表现是多饮、多食、多尿,而体重减轻,即"三多一少"。但是许多糖尿病患者,尤其是老年糖尿病患者,"三多一少"症状不明显,早期不容易被发现。

二、糖尿病社区管理

糖尿病的有效控制应包括旨在减少糖尿病发病率的第一级预防,以早发现、早诊断和早治疗为主要内容的第二级预防以及减少糖尿病并发症的第三级预防。

1. 健康人群保健管理　以第一级预防为主,目的是纠正可控制的糖尿病危险因素,预防糖尿病的发生,减少糖尿病的发病率。主要是通过健康教育和健康促进手段,提高全社会对糖尿病危害的认识。提倡健康的生活方式,坚持多运动,加强体育锻炼。注意蛋白质、脂肪和碳水化合物摄入的比例,多吃蔬菜和水果,戒烟戒酒,限盐,防止能量的过度摄入,预防和控制肥胖。定期体检,如发现有糖耐量异常或空腹血糖异常,应及早实施干预。

2. 高危人群管理　社区内具有家族遗传史、不良生活习惯、肥胖、病毒感染、多次妊娠和有精神压力等危险因素的人群被视为高危人群。针对高危人群,以第一级、第二级预防为主。

(1) 加强体检和筛查:通过体检和检测血糖,尽早发现处在糖尿病临床早期的人。一旦发现有糖耐量受损(IGT)或空腹血糖受损(IFG)者,应及早进行生活方式干预,如减少主食摄入、增加运动时间、减轻体重等,以降低糖尿病的发病率。

(2) 开展糖尿病健康教育:强调体重在正常范围的重要性,防止摄入能量过多,避免肥胖;鼓励参加体育锻炼,宣传情绪和心理状态与糖尿病的关系以及糖尿病的各种危险因素等,使人们认识到糖尿病是终身疾病,可以控制,但无法治愈,早防早治效果好。

3. 患者管理　针对已确诊的糖尿病患者的管理重点放在第三级预防。

(1) 筛查:对于新发现的糖尿病患者,尤其是 2 型糖尿病患者,应尽早进行糖尿病并发症以及相关疾病的筛查,了解患者有无糖尿病并发症以及有关的疾病或代谢紊乱,如高血压、血脂代谢紊乱或心脑血管疾病等,以加强相关的治疗措施,达到全面治疗的目标。

(2) 随访:对确诊的 2 型糖尿病患者,每年提供 4 次免费空腹血糖检测,至少进行 4 次面对面随访。①测量空腹血糖和血压,并评估是否存在危急情况。如出现血糖≥16.7mmol/L 或血糖≤3.9mmol/L;收缩压≥180mmHg 和 / 或舒张压≥110mmHg;有意识或行为改变、呼气有烂苹果样丙酮味、心悸、出汗、食欲减退、恶心、呕吐、多饮、多尿、腹痛、有深大呼吸、皮肤潮红;持续性心动过速;体温超过 39℃ 或有其他的突发异常情况,如视力突然骤降、妊娠期及哺乳期血糖高于正常等危险情况之一,或存在不能诊治的其他疾病时,须在紧急处理后转诊。对于转诊者,乡镇卫生院、村卫生室、社区卫生服务中心(站)应在 2 周内主动随访转诊情况。②若不需紧急转诊,询问上次随访到此次随访期间的症状。③测量体重,计算体质指数(BMI),检查足背动脉搏动。④询问患者疾病情况和生活方式,包括心脑血管疾病、吸烟、饮酒、运动、主食摄入情况等。⑤了解患者服药情况。

(3) 分类干预:①对血糖控制满意(空腹血糖值 <7.0mmol/L)、无药物不良反应、无新发并发症或原有并发症无加重的患者,预约进行下一次随访。②对第一次出现空腹血糖控制不满意(空腹血糖值≥7.0mmol/L)或药物不良反应的患者,结合其服药依从情况进行指导,2 周内随访。③对连续两次出现空腹血糖控制不满意或药物不良反应难以控制以及出现新的并发症或原有并发症加重的患者,建议其转诊到上级医院,2 周内主动随访转诊情况。④对所有的患者进行有针对性的健康教育,与患者一起制订生活方式改进目标,并在下一次随访时评估进展。告诉患者出现哪些异常时应立即就诊。糖尿病患者随访流程图见图 12-3。

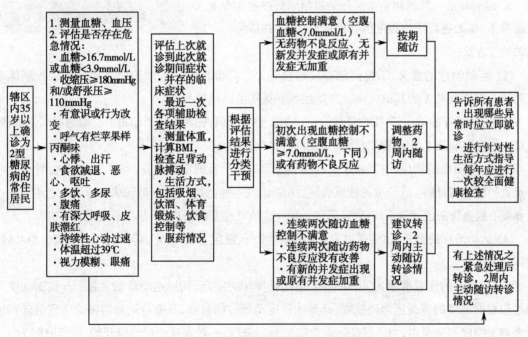

图 12-3　糖尿病患者随访流程图

(4) 健康体检:对确诊的 2 型糖尿病患者,每年进行 1 次较全面的健康体检,体检可与随访相结合。内容包括体温、脉搏、呼吸、血压、身高、体重、腰围、皮肤、浅表淋巴结、心脏、肺部、腹部等常规体格检查,并对口腔、视力、听力和运动功能等进行粗测判断。具体内容参照《城乡居民健康档案管理服务规范》健康体检表。

三、糖尿病患者的社区护理

1. 健康教育　告诉患者及家属持久高血糖的危害性以及控制高血糖的可能性和重要性。指导患者掌握定期监测血糖、尿糖的重要性及测定技术。掌握口服降糖药的用法和不良反应,注射胰岛素的使用方法及低血糖反应的判断和应对。掌握饮食治疗的具体要求和措施。掌握体育锻炼的具体方法及注意事项,定期复诊。指导患者外出时随身携带识别卡,以便发生紧急情况时及时处理。

2. 饮食管理 是糖尿病治疗的基础。许多轻度糖尿病患者只需进行恰当的饮食管理并配合进行适当的运动锻炼,即可控制血糖,无须再用降糖药物。而对于需要药物治疗的糖尿病患者,如果忽视饮食管理,即使进行药物治疗也难以达到治疗效果。良好的糖尿病饮食管理,有以下四大要求:

> 考点提示:糖尿病饮食管理

(1) 控制热能:根据个人的理想体重和劳动强度,控制每天所需的总热能,合理分配到每日三餐,然后针对特定食物所含热能做换算,以保证食品多样化。

(2) 均衡营养:在总热能固定的情况下,尽可能选择多种食物,以得到全面均衡的营养。其中关键是合理搭配碳水化合物、蛋白质、脂肪、维生素、矿物质、水和膳食纤维这七种营养素比例。碳水化合物主要由粮谷类食物提供;肉、鱼、蛋类均富含优质蛋白质;动物性食物及烹调油均提供脂肪;蔬菜和水果富含维生素、矿物质和膳食纤维。

(3) 控制血糖:选择对血糖影响较小的食物,例如杂粮、粗粮等,因能缓慢地释放能量,从而避免餐后血糖急剧升高。

(4) 改善血脂:选择较好的脂肪来源,例如菜籽油、豆油、橄榄油等。

3. 运动疗法 糖尿病运动治疗是指糖尿病患者在专业人员指导下,每天进行适当强度的某种体育活动,并持续一定时间的治疗方法。

> 考点提示:糖尿病运动疗法

(1) 运动治疗的意义:①提高胰岛素敏感性。②降低血糖。③改善脂类代谢。④控制体重。⑤防治与糖尿病相关的其他疾病或并发症。⑥提高生活质量。

(2) 运动治疗的适应证:①病情控制稳定的 2 型糖尿病,尤其是体重超重的 2 型糖尿病是最佳适应证。②稳定期的 1 型糖尿病。③稳定期的妊娠糖尿病。

(3) 运动治疗的禁忌证:①糖尿病控制状态差。②严重的眼底病变。③严重的心血管并发症。④严重的糖尿病肾病。⑤严重的糖尿病足。⑥新近发生的血栓。总之,糖尿病患者以中老年人居多,常伴发心脑血管病或其他系统病症,所以运动疗法应严格掌握适应证,并在医生指导下进行。

(4) 运动治疗的方式:主要采取有氧运动,如步行、慢跑、骑自行车、游泳、登山、打太极拳和做保健体操等运动。

(5) 运动时的注意事项:①运动时间、运动强度相对固定,切忌运动量忽大忽小。在运动中,运动量应根据患者的情况适当地控制,既要达到运动处方的目标,又要将运动的风险降到最低程度。②要遵循循序渐进原则,为了保证运动疗法的顺利进行,一般宜从低运动量开始,持续时间为 5~10 分钟。若患者自我感觉良好,能够继续适应运动,再逐渐进入中等强度的运动。运动过程中注意心率的变化,若出现乏力、头晕、心慌、胸闷、憋气、出虚汗及其他不适时,应立即停止运动,原地休息,必要时到医院就诊。③每次运动应做好运动前的准备活动,活动时间为 5~10 分钟,一般为低强度的有氧热身运动,这不仅有助于提高锻炼效果,而且可避免肌肉骨骼损伤;运动结束时,再做 10 分钟左右的恢复整理、放松活动,而不要突然停止运动,以减少运动后低血压和其他心血管、骨骼系统的并发症。④户外特别是野外运动后,要检查脚和手,及时发现外伤,预防感染,尤其是仔细检查双脚有无红肿、青紫、水疱、血疱、感染等,如有上述情况,应及时处理或到医院就诊。⑤运动结束后,如果出汗较多,不宜立即洗澡,应在心率恢复正常后,将汗液擦干,再洗温水浴。同时运动后应做放松活动,以加速代谢产物的清除,促进体力恢复。⑥督促患者在每次运动后写锻炼日记,以观察疗效及不良反应,社区护理人员每次随访时要评价锻炼日记,并据此对运动处方进行相应的调整。

4. 用药指导　糖尿病的药物治疗包括口服降糖药物和胰岛素治疗。

（1）口服降糖药物：临床上治疗糖尿病的药物常分为四大类，即磺脲类降糖药、双胍类降糖药、α-糖苷酶抑制剂和噻唑烷二酮类降糖药。①磺脲类降糖药要在饭前半小时服用，这是因为磺脲类降糖药的作用机制是刺激胰腺胰岛细胞分泌胰岛素，而这种药物的起效时间是 20~30 分钟。因此，在饭前半小时服用，当进食时，药物正好起效。②双胍类降糖药在饭后服用，因为双胍类口服降糖药的作用机制是通过延缓肠道对葡萄糖的吸收而起到降糖作用。因此，一般人服用以后胃肠道的反应特别严重，饭后服用是为了减轻胃肠道反应，同时，也可增加药物的疗效。③α-糖苷酶抑制剂要和吃的第一口主食一起服用，因为 α-糖苷酶抑制剂的作用机制主要是抑制小肠上段黏膜上 α-葡萄糖苷酶的活性，延迟淀粉、糊精、麦芽糖和蔗糖等多糖分解为单糖并在肠道吸收，来降低餐后高血糖，如果不进食富含淀粉的食物，这种药物就不能发挥作用，所以，要在吃第一口主食时一起吃。糖尿病患者在使用口服降糖药时，要按时、按剂量服药，不可随意增量或减量。同时要观察药物不良反应，观察患者血糖、尿糖、尿量和体重的变化，评价药物疗效和药物剂量。

知识链接

胰岛素治疗的适应证

1. 1 型糖尿病。

2. 糖尿病合并严重急性并发症，如合并酮症酸中毒、高渗性非酮症性昏迷、乳酸性酸中毒伴高血糖时，以及各种急性重症感染等。

3. 2 型糖尿病经饮食及口服降糖药治疗血糖未达标。

4. 妊娠糖尿病经饮食治疗血糖未达标。

5. 糖尿病口服降糖药的禁忌证者，如肝肾功能不良的患者、孕妇和哺乳期的妇女。

（2）胰岛素治疗：观察和预防胰岛素不良反应。①低血糖反应：与胰岛素使用剂量过大、饮食失调或运动过量有关。预防低血糖反应的关键是确保胰岛素的有效使用剂量和时间、定时定量进食及适量运动。短效胰岛素于餐前 30 分钟皮下注射，长效胰岛素于早餐前 1 小时注射。两种胰岛素混合应用时，先抽吸短效，后抽吸长效，充分混合后注射，不可逆行操作。②胰岛素过敏：主要表现为注射局部瘙痒、荨麻疹，全身性皮疹少见，罕见过敏性休克等严重过敏反应。③注射部位皮下脂肪萎缩或增生，可致胰岛素吸收不良，但临床少见。如果发生注射部位皮下脂肪萎缩或增生，应停止在该部位注射，2 周内不在此部位注射。

知识链接

胰岛素的保存

1. 胰岛素须保存在 10℃ 以下冷藏器内或 2~8℃ 冰箱内。注意勿将胰岛素冷冻，经冷冻结冰的胰岛素制剂，不能解冻后再使用。正在使用的胰岛素放置在室内阴凉处即可。

2. 乘坐飞机时，胰岛素制剂勿放在行李中托运，因为飞机行李舱的温度常在冰点以下，可能导致胰岛素制剂结冰失效。

3. 胰岛素存放不仅要避免太冷，亦要避免太热，胰岛素也不能暴露在阳光下直接照射。

4. 正在使用的胰岛素笔芯,在常温下可以保存约 4 周,使用中的胰岛素笔芯不要和胰岛素笔一起放回冷藏室中,常温状态即可保存 4 周,就是说,即使在夏天,屋子里的阴凉位置就可以放置带笔芯的胰岛素笔。

5. 血糖监测 糖尿病血糖监测已成为现代糖尿病治疗的重要组成部分,是医生调整治疗策略的重要依据。目前,临床上血糖监测方法包括利用血糖仪进行的毛细血管血糖监测、连续监测 3 天血糖的动态血糖监测(CGM)、反映 2~3 周平均血糖水平的糖化白蛋白(GA)、2~3 个月平均血糖水平的糖化血红蛋白(HbA1c)和 1,5- 脱水葡萄糖醇(1,5-AG)的监测等。患者在家中主要应用血糖仪进行毛细血管血糖监测,可以帮助患者了解自己的血糖控制情况。

指血血糖检测
(视频)

6. 并发症的预防和护理 糖尿病的并发症多,包括急性和慢性并发症。急性并发症主要包括糖尿病酮症酸中毒、糖尿病非酮症性高渗综合征、乳酸性酸中毒、低血糖。慢性并发症包括心血管并发症、糖尿病脑血管病、糖尿病眼病、糖尿病肾病、糖尿病足等。

(1) 低血糖:是糖尿病治疗过程中常见的并发症之一,轻度低血糖时可出现心慌、手抖、饥饿、头晕、出冷汗等表现。严重时可出现抽搐、意识障碍甚至昏迷。糖尿病患者发生低血糖时,可口服果汁或糖水等治疗。有服用阿卡波糖史者,只能用葡萄糖液治疗。对重症或无法口服者用 50% 葡萄糖液 50ml 静脉注射。大剂量应用胰岛素或口服降糖药的患者,存在再发低血糖危险,需要持续维持静脉滴注葡萄糖液。

考点提示:糖尿病低血糖的处理

(2) 糖尿病足护理:糖尿病足是指糖尿病患者由于合并神经病变及各种不同程度末梢血管病变而导致下肢感染、溃疡形成和 / 或深部组织的破坏。预防糖尿病足应做到以下几点:①软皮皮鞋、运动鞋是最理想的鞋子;鞋子的大小要合适,要保证鞋较足略宽、透气且有一定的抗击外力的作用;穿新鞋的第一天不超过 30 分钟,在检查足部有无挤压或摩擦处后以决定是否再穿用;鞋带不应系得过紧,连续走路超过 30 分钟或锻炼后均应脱鞋清理;还要经常检查并取出鞋内可能存在的异物。②袜子应松软合脚、透气性好、吸水性强。③冬季足部易干裂,用润肤霜均匀涂搽在足的表面;洗完脚后切记不要使用热水袋、电热取暖器或直接烤火取暖,以免足部被烫伤。④每天都应做到自己或在他人的帮助下坚持足部检查,若有皮肤干裂、水疱、肤色变暗、感觉缺失、趾甲变形等,都可能提示已经出现了足部病变,必须尽早到医院就诊。⑤勿用锐器修脚或用有腐蚀作用的药膏涂抹。⑥多数糖尿病患者均存在不同程度的足部神经病变,所以对温度的感觉能力下降。洗脚前,先用手或温度计试水温,水温不宜超过体表温度,以免足部烫伤。⑦泡脚时间一般不超过 10 分钟,不要用力搓揉以免造成皮肤破损。洗完脚后要用软的、干的、浅色毛巾将脚及趾缝擦干。

考点提示:糖尿病足护理

扫一扫,
看总结

扫一扫,
测一测

(王秀清)

第十三章　社区人群心理健康护理

扫一扫,
自学汇

社区心理卫生工作是以社区为单位,以人群为对象,提供系统且有适宜技术的心理卫生服务。其主要目的是结合与统筹社区资源,满足社区心理卫生服务需求,协助社区人群解决生活适应问题,增进心理健康及精神疾病的防治与康复,进而提升社区居民的生活质量。

第一节　心理健康的概述

一、心理健康

(一) 心理健康的概念

1946 年,第三届国际心理卫生大会将心理健康定义为: "所谓心理健康是指在身体、智能以及情感上,在与他人的心理 健康不相矛盾的范围内,将个人心境发展成最佳状态。"由此可见,心理健康是指在正常发展的智能基础上所形成的一种表现出良好个性、良好处世能力和良好人际关系的心理特质结构,是人与人、人与环境相适应的一种完美心理状态。因此,心理健康是指个体心理方面的良好状态,个体能够以积极有效的心理活动、平稳正常的心理状态对当前和发展的内外环境保持良好的适应功能。

⚑ 考点提示:心理健康的概念

(二) 心理健康的标准

心理健康尚无统一的标准,一般主要是从个体的认知、情绪、人格、社会适应、人际关系等方面的表现和特点来判定,而且心理健康的标准在不断发展和变化,国内学者根据我国实际情况,提出以下比较一致的标准:

1. **智力正常** 是人正常活动的最基本心理条件,是心理健康的首要标准。智力是人的观察力、想象力、思维能力和实践活动能力的综合。智力低下者在社会适应、学习、工作、生活中会遇到障碍,容易产生心理障碍。重度智力低下者,会丧失社会功能,甚至生活不能自理。

2. **情绪良好** 稳定而良好的情绪状态使人心情开朗、轻松安定、精力充沛,使人对生活充满乐趣和信心,对身体状态的自我感受良好、舒适;反之,就会导致心理失衡或心理危机,甚至精神错乱。

3. **人格完整** 培养健全人格是心理健康的最终目标。人格完整包括了个体的气质、能力、动机、兴趣和人生观各方面的平衡协调发展。健康的人格能够有意识地管控自己,注重未来,在实践中充分发挥自己的潜能,并实现自己的价值。

4. **适应环境** 健康的心理行为能顺应社会文化的进步趋势,有效地适应环境的变化,积极的处世态度能够与社会广泛接触,对社会现状有清晰的认识,以达到自我实现与社会奉献的协调统一。能够适应变化的社会环境是心理健康的重要基础。

5. **人际关系和谐** 个体的心理健康状况主要是在人与人的交往中表现出来,和谐的人际关系是心理健康的重要体现,

> 考点提示:心理健康的标准

更是心理健康的"晴雨表"。健康的人际关系是乐于交往、待人诚信、态度积极,能够接受和理解他人的情感,善于表达自己的思想。

二、社区人群心理健康教育

(一) 心理健康教育的原则

为使心理健康教育工作顺利开展,并取得预期成效,应遵循以下基本原则:

1. **针对性原则** 根据教育对象的心理发展特点和身心发展的规律,有针对性地实施心理健康教育。

2. **全体性原则** 面向全体社区居民,通过普及心理健康知识,开展心理健康教育活动,提高社区居民对心理健康教育的认识,使其心理素质逐步得到提高。

3. **差异性原则** 关注心理上的个体差异,根据不同对象的不同需要开展多种形式的心理健康教育和辅导,提高心理健康水平。

4. **主体性原则** 尊重教育对象,充分启发和调动受教育者的积极性。

5. **理实一体性原则** 将心理健康教育研究与心理咨询辅导实践有机结合。

(二) 心理健康教育的内容与形式

1. **心理健康教育的内容** ①根据社区居民的生理、心理特点,运用有关的心理教育方法和手段,对社区居民普及心理健康基本知识,树立心理健康意识。②教育社区居民了解简单的心理调节方法,认识心理异常现象,初步掌握心理保健常识。③为社区居民进行心理咨询,开展心理健康讲座,培养良好的心理素质,促进其身心全面和谐发展。④在社区设立紧急心理干预热线,从而减少心理和行为问题的发生。

2. **心理健康教育的形式** 可采用语言教育、形象教育、电化教育、文字教育及案例学习等形式。

(三) 心理健康教育的评估

心理健康教育评估内容有:智力评估、人格评估、临床精神症状评定,以及社会学评估等。可采用访谈法、观察法及心理测验法等。

三、社区不同人群心理特征及健康促进

(一) 儿童心理特征及健康促进

儿童期是正常心理开始成长和发育阶段,此期儿童可有说谎、逃学、斗殴甚至吸烟、盗窃等行为,且易患儿童期精神疾病,可能与儿童心理活动开始发育和精神状态还未达到成熟阶段,缺乏控制自己的行为和情绪的能力有关。父母对子女不可过于溺爱、过于严苛,更不可挫伤其自尊心,使其压抑。儿童可能有口吃、遗尿症、抽动症、睡行症、偏食、分离性焦虑、神经性尿频等心理问题,对于精神发育迟滞、儿童多动综合征、神经症等要进行特殊教育、训练和治疗。

(二) 青少年心理特征及健康促进

青少年期处于青春发育前后阶段,内分泌生理改变突出,自主神经不稳定,情绪易波动。此期易出现放荡、出走、流浪、饮酒、吸烟、斗殴、行凶、欺骗和色情行为等,也易患精神分裂症、神经症等疾病。在这个关键时期,父母、教师要进一步重视其行为和政治观念、思想教育、道德品质指导、心理卫生保健和性的引导,要采取循循善诱、劝解、疏通、纠正等耐心说服教育的方法,且不可歧视和采用粗暴手段进行管教。

(三) 中老年心理特征及健康促进

中年人一般处在 40~59 岁年龄段,是人生的鼎盛时期,观察力、思维能力较强,但智力、体力、反应速度、记忆力有所下降。日常工作和生活压力大,易发生人际关系冲突,可出现紧张或焦虑、抑郁、神经症等,急需进行心理咨询或心理治疗,以防发生精神疾病。60 岁及以上为老年人,老年期躯体出现生理衰老、功能衰退,当遭遇某些生活事件如丧偶、疾病等,常感孤独、悲观、失望等。智力也可逐渐下降,如近事遗忘、思维贫乏等,容易产生老年精神障碍,如老年性偏执症、老年期抑郁症、失智症等。中老年心理健康要以预防为主,加强心理疏导,接受衰老事实,享受生活,减少老年精神障碍的发生。

(四) 残疾人心理特征及健康促进

1. 残疾人心理特征　①有强烈的自卑心理,常认为被瞧不起和低人一等,因而性格孤僻、胆怯,甚至意志消沉,丧失生活信心。②有较强的自尊心,由于生理缺陷,残疾人的情感更敏感,自尊心更强。③有严重的挫折心理,尤其是人为事故造成的残疾,受挫感强烈,有的甚至会因此而改变个人的性格。④有急切的获助心理,身残之后,往往在自卑之中产生自怜,希望获得人们的同情和帮助,但性格内向者不愿表露自己。

2. 残疾人心理健康促进　①在社会上大力宣传关注残疾人的重要性,充分发挥他们的积极性、主动性和创造性,使其聪明才智得到最大限度的发挥。②大力加强对残疾人的社会保障和政策扶持力度。③通过残疾人心理咨询与治疗,帮助残疾人消除心理疾病和障碍。④教育引导广大残疾人发扬"自尊、自信、自强、自立"精神,全面提高素质,积极参与社会生活,投身经济建设和社会发展,展示自身能力,创造社会财富,为社会做贡献。

第二节 社区人群常见的心理精神疾病

导入情景

某男性,34岁,已婚,工程师,因怀疑被毒害半年入院。病前孤僻、多疑、沉默、敏感。无头颅外伤史。其母患精神疾病20余年。

半年前,该男性与他人进行学术争论后出现失眠、少食,在单位进餐后有头昏、手胀、喉塞等症状,疑有人下毒加害于他,故购买"海藻精"食用,自觉有效。近1个月,怀疑领导串通医生用"中子射线"控制其思想和行为,甚至听到"中子射线"评论他,并命令他"不许反抗"。认为身体已被搞垮,到处求医。怀疑有人在跟踪他,等等,近日总写控告信,并去公安局要求保护。

体检及头颅CT、脑电图检查等均未见异常。神志清楚,仪表整洁,对答切题,理解领悟能力尚可,情绪紧张,存在明显幻听、被害妄想及被控制感,但否认患病。综合上述情况,被诊断为精神分裂症偏执型。

工作任务:

1. 结合案例为该患者制订心理治疗措施。

2. 为该患者制订社区护理措施。

一、心理精神疾病的分类与诊断

(一) 心理精神疾病的诊断步骤

心理精神疾病诊断步骤为收集资料,对患者进行体格检查、实验室检查及精神检查,分析资料及症状,最后作出诊断。在诊断过程中要根据等级顺序进行:①首先确定患者是否有器质性疾病,在排除器质性疾病之后,才考虑功能性精神障碍。②要优先考虑常见病、多发病,然后考虑精神疾病。③同时还要考虑人格因素和心理应激因素与疾病的关系。④依据是否有重型精神病特征而区别重型精神病与轻型精神病。

(二) 心理精神疾病的分类

《中国精神疾病分类与诊断标准》(第三版)(CCMD-3)将心理异常主要分为10类,包括:①器质性精神障碍。②精神活性物质与非成瘾物质所致精神障碍。③精神分裂症和其他精神病性障碍。④心境障碍(情感性精神障碍)。⑤癔症、应激相关障碍、神经症。⑥心理因素相关生理障碍。⑦人格障碍、习惯和冲动控制障碍、性心理障碍。⑧精神发育迟滞与童年和少年期心理发育障碍。⑨童年和少年期多动障碍、品行障碍、情绪障碍。⑩其他精神障碍及心理卫生情况。

二、神经症

神经症又称神经官能症,是一组主要表现为焦虑、抑郁、恐惧、疑病症状或神经衰弱症状的精神障碍,有一定人格基础,起病常受心理、社会、环境因素影响。症状没有可证实的器质性病变作基础,与患者的现实处境不相称,但患者对存在的症状感到痛苦和无能为力,自知力完整或基本完整,但妨碍心理功能或社会功能,病程多迁延。

(一) 神经症分类

1. **焦虑症**　是以广泛性焦虑症和发作性惊恐状态为主要临床表现。前者表现为慢性焦虑症，后者表现为急性焦虑症，常伴有头晕、胸闷、心悸、呼吸困难、口干、尿频、尿急、出汗、震颤和运动性不安等症状，其焦虑并非由实际威胁所引起，或其紧张惊恐程度与现实情况很不相称。

2. **强迫症**　以反复持久的强迫观念或和强迫动作为主要症状。其特点为有意识的强迫和反强迫并存，一些毫无意义甚至违背自己意愿的想法或冲动反复侵入患者的日常生活。患者虽体验到这些想法或冲动是来源于自身，极力抵抗，但始终无法控制，二者强烈的冲突使其感到巨大的焦虑和痛苦，影响学习工作、人际交往甚至生活起居。

3. **恐惧症**　又称恐怖症、恐怖性神经症，是以恐怖症状为主要临床表现的神经症。所害怕的特定事物或处境是外在的，尽管当时并无危险。恐怖发作时往往伴有显著的自主神经症状。患者极力回避所害怕的处境，知道害怕是过分的、不应该的或不合理的，但并不能防止恐怖发作。

4. **疑病症**　指对自身感觉或征象作出患有不切实际的病态解释，致使整个心身被由此产生的疑虑、烦恼和恐惧所占据的一种神经症。以对自身健康的过分关心和持难以消除的成见为特点。患者怀疑自己患了某种事实上并不存在的疾病，医生的解释和客观检查均不足以消除其疑虑。

5. **神经衰弱**　是指由于某些长期存在的精神因素引起脑功能活动过度紧张，从而产生了精神活动能力的减弱。其主要临床特点是易于兴奋又易于疲劳。常伴有各种躯体不适感和睡眠障碍，不少患者病前具有某种易感素质或不良个性。

(二) 神经症治疗与护理

神经症属于心因性疾病，原则为消除或减轻症状、帮助患者正确解决生活中的问题以及改善人际关系。神经症治疗以心理治疗为主，必要时辅以药物及其他物理治疗。药物治疗可用苯二氮䓬类、三环类抗抑郁剂等药物。心理治疗方法有森田疗法、认知疗法、松弛疗法、系统脱敏疗法、催眠与暗示疗法、厌恶疗法、支持心理治疗等方法。

神经症患者护理时要建立良好的护患关系，以和善、真诚、理解、支持的态度对待患者；鼓励患者主动表达自己的情绪和不愉快的感受，减轻患者的内心痛苦，协助其识别和接受负性情绪及相关行为，按可控制或可接受的方式表达焦虑、激动等情绪；通过与患者的交谈和沟通，共同找出患者对生活事件的不良认知，改变患者歪曲、不合理的、消极的信念或思想；与患者共同探讨与疾病有关的应激源及应对方法，提供环境和机会让患者学习和训练新的应对技巧，加强患者正性的控制紧张、焦虑等负性情绪的技巧，帮助患者消除应激，使其相信有治愈的希望；协助患者获得社会支持。护理人员应帮助患者认清现有的人际资源，扩大其社会交往的范围，使患者的情绪需求获得更多的满足，并可防止或减少患者使用躯体症状来表达情绪的倾向，同时协助患者及家庭维持正常的角色行为。

三、精神分裂症

(一) 精神分裂症的分型

精神分裂症临床上常见的类型有偏执型、单纯型、青春型、紧张型、其他型。

1. **偏执型**　又称妄想型，最多见。发病年龄多在25~35岁，较其他各型为晚。起病缓慢或亚急性起病，症状以妄想为主，

🖑 **考点提示：** 精神分裂症分型

妄想可单独存在，也可伴有以幻听为主的幻觉。情感障碍表面上可不明显，智力通常不受影响。患者的注意力和意志力往往增强，尤以有被害妄想者为著，警惕、多疑且敏感。在幻觉、妄想影响下，患者开始时保持沉默，以冷静眼光观察周围动静，以后疑惑心情逐渐加重，可发生积极的反抗，甚至伤

害妄想对象。患者也可能感到自己已成为"众矢之的",在感到自己已无力反抗的心境下,可能采取消极的自伤或自杀行为。因而,此型患者容易引起社会治安问题。此型病程发展较其他类型缓慢,精神衰退现象不明显,自发缓解者较少,但经治疗则收效较好。

2. 单纯型　青少年期起病,病情发展缓慢。初期常有头痛、失眠、记忆减退等类似神经衰弱的主诉,求医心情不迫切,往往难以引起家人重视,即使求医也容易被疏忽或误诊,直至经过一段时间后病情发展明显才引人注意。本型症状以精神活动逐渐减退为主要表现。情感逐渐淡漠,失去对家人及亲友的亲近感。学习或工作效率逐渐下降。行为变得孤僻、懒散,被动,闭门不出,甚至懒于自理日常生活。此型自动缓解者较少,治疗效果和预后差。

3. 青春型　多在青春期发病,起病较急。症状以精神活动活跃且杂乱多变为主。表现为言语增多,联想散漫,幻觉丰富,内容生动,妄想荒谬离奇,人格解体,象征性思维,情感多变,行为幼稚作态,怪异或冲动。此型病情发展较快,症状显著,内容荒谬,虽可缓解,但也易再发。

4. 紧张型　多在青春期或中年起病,起病较急,分为紧张性木僵与紧张性兴奋。临床以紧张性木僵和 / 或紧张性兴奋为主要表现,两种状态可单独发生,也可交替出现。病程多呈发作性,预后较好。

5. 其他型　包括未定型、残留型、衰退型。

(二) 精神分裂症的诊断

精神分裂症的诊断主要依据精神症状、严重程度、病程及排除标准。①患者具有思维、情感、行为等多方面障碍,以及精神活动互不协调。通常意识清晰,智能尚好。②自知力障碍,并有社会功能受损或无法进行有效交流。③符合症状标准及严重程度标准至少一个月以上。④排除器质性精神障碍,以及精神活性物质和非成瘾物质所致精神障碍。

(三) 精神分裂症的治疗

精神分裂症以缓解急性精神症状和预防复发为主要目标。通常采用药物治疗、物理治疗如无抽搐电休克治疗,辅以心理治疗、工娱治疗的综合治疗措施。在症状明显阶段,以药物治疗为主,必要时进行电休克治疗,尽快控制精神症状。当症状开始缓解时,适时地加入心理治疗,解除患者的精神负担,鼓励其参加集体活动和工娱治疗,促进精神活动的社会康复。对慢性期患者仍应持积极治疗的态度,同时加强患者与社会的联系,丰富患者生活,防止衰退。抗精神病药物利培酮、喹硫平、齐拉西酮、氟哌啶醇等,能有效控制急性和慢性精神症状,提高精神分裂症的临床缓解率;缓解期内坚持维持治疗者多可避免复发;在防止精神衰退治疗中常发挥积极作用。电抽搐治疗对紧张性兴奋和木僵、兴奋躁动、伤人、自伤和消极情绪严重者的疗效显著。

四、失智症

(一) 失智症的分类

失智症是一种因脑部伤害或疾病所导致的渐进性认知功能退化,其退化的幅度远高于正常老化的进展,也称为"脑退化症"。根据其病因主要分为三类:

1. 脑变性疾病引起的失智症　主要是指阿尔茨海默病,目前尚无法治愈,但早期发现、早期诊断、早期治疗,能延缓其进展。

2. 脑血管病引起的失智症　是指各种原因引起的脑血管疾病所致失智,又称为血管性痴呆。发病年龄多在 50~60 岁,以男性多见。

3. 混合性失智症　指同时具有脑变性疾病引起的失智症状与脑血管病引起的失智症状。

(二) 失智症的家庭护理要点

1. 给予情感支持　提供相对固定的生活环境,用亲切的话语多与患者交流,谈话时语调降低,态度和蔼,说话清晰、缓慢,不得嘲笑患者和轻易否定患者的要求。

2. 防止意外发生　对病情重者做到24小时有人陪伴,轻者在患者活动最多的时间里加强看护;患者不单独外出,以免迷路走失;给患者佩戴腕带或口袋里放置写有患者姓名、年龄、家庭地址、联系电话以及患者所患疾病的安全卡。

3. 安排好饮食　患者的饮食应丰富多样,定时定量,以高蛋白、低脂肪、高纤维素、易消化软食为主。

4. 晚期或重度失智症患者的护理　加强生活锻炼,延缓失智症进展,让患者做洗碗、扫地、买东西等简单的家务,建立新的条件反射;通过看电视、听音乐、看报纸、读杂志,给予视听方面的刺激;经常有意识地让患者回忆既往生活事件,翻看照片等帮助记忆,锻炼患者大脑思维活动。对于有异常行为的患者,可进行反复强化训练,必要时请精神科会诊,进行小剂量精神科药物治疗。对进食困难者,要慢慢喂食,尽量避免呛咳或噎食,实在无法进食的,最好采用鼻饲。家人要经常督促和协助患者讲究个人卫生。重度患者要做好口腔、皮肤及会阴部的清洁护理,经常给卧床患者翻身、拍背、晒被褥,房间每天定时通风。

第三节　社区心理卫生服务

📖 导入情景

某女,15 岁,学生。以前成绩好,但本学期成绩下降明显,老师多次找其谈话。这次因吃安眠药自杀经抢救后转至心理诊所。该生 7 岁丧母,随父亲生活,性格有些忧郁。1 个月前其父亲被诊断为尿毒症,需肾移植。家中尚有 80 岁的奶奶需要照顾。该女生觉得家庭不幸,父亲救治无望,感到压力大,曾在其同学面前流露出轻生念头。

工作任务:
1. 结合案例制订处理措施。
2. 结合案例制订自杀干预措施。

一、社区心理卫生工作的特点和服务内容

(一) 社区心理卫生工作特点

社区心理卫生工作特点包括:①在社区卫生行政部门的管理下进行。②提供系统性及持续性服务。③为多学科结合的综合服务。④强调公众、家庭及患者本人积极参与。⑤与基层保健机构及其他社会机构广泛联系。⑥不仅对患者提供服务,还要对其家属和某些教育者提供咨询服务。

(二) 社区心理卫生工作内容

社区心理卫生工作内容包括:①了解社区心理健康服务需求,评估社区资源,协助社区开展社会心理服务工作,提供有计划、有系统的心理护理服务。②对社区精神疾病患者进行身心护理及相关管理、治疗工作。③巡视和指导家庭及集体成员的治疗、康复。④对社区人群进行心理健康教育。

⑤开展社会心态预测预警。定期开展分析研判和风险评估,及时发现和掌握有心理问题的高危人群及突发事件的苗头,预防和控制社区精神疾病和精神卫生问题的发生。⑥协调社区精神卫生工作者、心理服务工作者、社会工作者、网格管理员、人民调解员、志愿者等相互间的合作关系。⑦促进患者、家属与社区其他人员和社会心理服务机构、精神卫生医疗机构的联络、沟通,形成连续性的服务链条。⑧对社区环境、家居安全等提供相应的护理管理。⑨对病情不稳定的患者,及时实施个案管理。发现患者失访的情况,报公安、卫生健康部门,及时追踪调查。⑩通过对社区精神卫生状况的调查评估、分析,开展社区精神卫生保健的科学研究工作。

二、心理危机及其干预

(一) 心理危机的概念

心理危机由美国心理学家卡普林(G.Caplin)在1974年首次提出,心理危机是当个体面临突然或重大生活遭遇时所出现的心理失衡状态。判定心理危机必须具备三个条件:①出现较大心理压力的生活事件。②不适感觉未达到精神病程度,不符合精神病诊断。③依靠自身能力无法应付困境。这时候就要进行及时的危机干预,使其恢复到正常心理状态。

(二) 心理危机干预

心理危机干预是通过心理学的手段和技巧,对心理活动的方向、性质、强度和表现形态进行控制和调整,从而使人的心理状态和行为方式归于正常。心理危机干预的目的包括:①防止过激行为,如自伤、自杀或攻击行为的发生。②促进交流,鼓励当事者充分表达自己的思想和情感,鼓励当事者树立自信心和正确地评价自我,提出适当的建议,促进问题的解决。③提供适当的医疗帮助,处理昏厥、情感休克或激动状态。心理危机干预的最低目标是在心理上帮助患者解决危机,使其功能水平至少恢复到危机前水平,最高目标是提高当事人的心理平衡能力,使其高于危机前的平衡状态。

自杀是心理危机最严重的后果,对自杀干预尤为重要。

📖 知识链接

自杀危险评估

及时评估自杀危险性是实行自杀干预的基本前提。以下迹象可视作自杀线索与呼救信号:①曾有过自我伤害或自杀未遂历史。②患有重病而有失败的医疗史。③精神病患者且有自责、自罪、指令性幻听、强制性思维等病理现象。④近期发生亲人去世等重大生活事件,有严重的躯体和心理创伤。⑤在日记中流露对人生的悲观情绪。⑥向他人直接谈论"我对任何人都没有用"之类悲观厌世内容。⑦有特别的行为或情绪特征改变。⑧长期有严重抑郁症而情绪突然好转。⑨已经形成一个特别的自杀计划。⑩分配个人财产,向人赠送个人心爱之物。与有医学知识的人讨论自杀的方法,搜集有关自杀的资料。

---

1. 自杀的预防 自杀预防分为三级:

(1) 第一级预防:是指预防个体自杀倾向的发展。其主要措施有管理好农药、毒药、危险药品和其他危险物品,监控有自杀可能的高危人群,积极治疗自杀高危人群的精神疾病或躯体疾病,广泛宣传心理卫生知识,提高人群应对困难的技巧。

(2) 第二级预防:是指对处于自杀边缘的个体进行危机干预,通过心理咨询热线或面对面咨询服务帮助有轻生念头的人摆脱困境,打消自杀念头。

(3) 第三级预防:是指采取措施预防曾经有过自杀未遂的人再次发生自杀。

2. 对有自杀意念者的干预 自杀干预应包括对有自杀意念或决定自杀的人的干预,以及对一般人进行的自杀预防。对有自杀意念或决定自杀人的干预是一项技术性很强的严肃工作。危机干预、生命热线等是自杀干预的主要力量,心理咨询人员是协同力量,与求助者在感情上接近的人,在自杀干预中起着关键作用。

救助有自杀意念的人,一般采取的干预方法与步骤如下:

(1) 确定问题:从求助者的立场出发来探索和定义问题。如采用积极倾听技术,提出开放性问题等;既注意求助者的语言信息,也要注意其非语言信息。

(2) 保证当事人安全:评估对求助者躯体和心理安全威胁的致死性、危险程度、失去能动性的情况或严重性。评估求助者的内部事件及困扰求助者的情境。如有必要的话,保证求助者知道替代冲动和自我毁灭行动的解决方法。

(3) 提供支持:让求助者认识到危机干预者是可靠的支持者。通过语言和躯体语言向求助者表达危机干预工作者是以关心的、积极的、接受的、不偏不倚的态度来处理危机事件的。

(4) 检查替代解决方法:帮助求助者探索他可以利用的替代解决方法。促进求助者积极地搜索可以获得的环境支持、可利用的应对方式,发掘积极的思维方式。

扫一扫,
看总结

(5) 作出计划:帮助求助者作出现实的短期计划,包括发现其他的资源和应付方式,确定求助者接受的行为步骤。

(6) 获得承诺:帮助求助者按自己承诺采取确定的、积极的行为步骤。这些行动步骤必须是求助者自己的,从现实的角度是可以完成的或是可以接受的。与地方危机干预中心、心理治疗机构、保安部门联系,及时干预、转介或转诊。

扫一扫,
测一测

(刘 凌)

第十四章　社区传染病预防与控制

学习目标

1. 掌握传染病流行环节、预防措施；传染病报告病种及时间。
2. 熟悉传染病访视管理的内容及要求；艾滋病的传播途径；乙型肝炎的流行特点。
3. 了解影响传染病流行的因素。
4. 学会对社区常见传染病进行管理。
5. 具有耐心对待传染病患者的职业精神和严格执行传染病报告制度的意识。

随着科学技术和医学的进步，一些曾经严重威胁人类健康的传染病得到有效控制甚至被消灭，但再发与新发传染病不断出现，再加上全球化进程的加快，国际交往日益频繁，人类正面临着新、旧传染病的双重威胁。因此，传染病的防治仍是我国社区卫生服务的一项重要工作。

第一节　传染病概述

导入情景

某社区位于火车站附近，人口密集，居民多为流动人口，文化程度低，住房简陋，环境卫生差。该社区居民多从事餐饮、美容、理发等服务行业。由此可见，该社区有传染病流行的潜在危险。为消除传染病流行的隐患，拟在社区中开展传染病防控的健康教育。

工作任务：

1. 说出餐饮、美容、理发等服务行业常见的传染病及传播途径。
2. 说出传染病发生的三个基本条件及两大影响因素。
3. 一旦出现疫情，请陈述防止疾病蔓延的措施。

传染病是由病原微生物或寄生虫引起，能在人与人、动物与动物或动物与人之间相互传染的疾病，是多种疾病的总称。传染病一旦流行，对居民的生命与健康，以及国民经济发展均有极大危害性。

一、传染病流行的基本环节

传染病发生必须具备三个基本条件,即传染病流行的三大环节:传染源、传播途径和易感人群。

1. **传染源**　是指体内有病原体生长、繁殖并能排出病原体的人或动物。传染源可以是患者、隐性感染者、病原携带者和受感染的动物。

2. **传播途径**　是指病原体离开宿主之后到进入另一个易感者之前,在外界环境中借助某种媒介所经历的过程。一种传染病可有多种传播途径,常见的有食物传播、空气传播、接触传播、虫媒传播、血液或体液传播等。

3. **易感人群**　对传染病缺乏特异免疫力的个体及群体分别称为易感者和易感人群。人群对传染病病原体的易感程度称为人群易感性,易感者在人群中占比越大,人群易感性则增加,反之,易感性降低。当人群易感者增加到一定水平,且存在传染源和适宜的传播途径时,传染病将发生流行。新生儿数量增加、易感人群大量迁入、预防接种效果不理想等,均可使社区内人群易感性增加。

二、影响传染病流行的因素

传染病在人群中的流行既是生物学现象又是社会现象,其流行过程受自然因素与社会因素的双重影响。

1. **自然因素**　包括气候、地理、土壤、动植物等因素,对传染病流行有重要影响。因此,很多传染病都呈现严格的地区性和季节性分布特征。一些自然疫源性疾病和虫媒传染病又与生态环境条件关系密切。

2. **社会因素**　是主要的影响因素,主要包括社会制度、经济、文化、风俗习惯、医疗条件和劳动环境等方面。社会因素通过影响传染病流行的三大环节,对传染病流行的影响具有阻碍与促进的双重作用。

三、传染病预防与控制

在疫情出现后,应采取有效措施防止疫情扩散蔓延。

(一) 控制传染源

1. **患者**　需做到早发现、早诊断、早报告、早隔离和早治疗,这是控制传染源、防止传染病在人群中传播蔓延的主要措施。

2. **接触者**　根据具体情况,采取检疫措施如医学观察、应急预防接种和药物预防等措施。医学观察期限由最后接触之日算起,至该病最长潜伏期。

3. **病原携带者**　采取管理、治疗、随访观察、调整工作岗位等措施。

4. **动物传染源**　对有较大经济价值的动物需进行隔离、治疗;对经济价值较小且危害较大或可引起人类严重传染病的动物,就地捕杀、焚烧或深埋,如患高致病性禽流感的家禽、患炭疽的动物等。

(二) 切断传播途径

在社区工作中,需根据不同传染病的传播途径采取相应的措施。如消化道传染病,应着重加强饮食卫生、个人卫生及粪便管理,保护水源,消灭苍蝇、蟑螂、老鼠等;呼吸道传染病,应着重进行空气消毒,加强通风,提倡外出时戴口罩,流行期间少去公共场所;对虫媒传染病,要大力开展爱国卫生运动,采用消毒、杀虫剂等进行消毒、杀虫;加强血源和血制品管理,预防血源性传染病,是预防医源性传播的重要内容。

(三) 保护易感人群

1. 免疫预防　发生传染病流行时,采取免疫预防往往是保护易感者的有效措施。特异性免疫常常针对一种传染病,包括人工自动免疫和人工被动免疫两类。如预防麻疹、甲型肝炎时,通过采取注射胎盘球蛋白或丙种球蛋白等被动免疫方法,可取得短期保护效果。

2. 药物预防　在某些传染病流行时,可给予药物预防。如采用磺胺类药物预防流行性脑脊髓膜炎,口服乙胺嘧啶预防疟疾等。

3. 个人防护　即通过戴口罩、手套、鞋套,使用蚊帐等措施,加强个人防护。

第二节　传染病管理

📖 导入情景

社区卫生服务站李医生接诊了王先生。王先生,50岁,工人。近1个月来,反复出现咳嗽、咳痰,伴低热、呼吸困难、盗汗、乏力等症状,近几天出现痰中带血。李医生根据其临床表现及X线胸片检查,初步诊断为肺结核。

工作任务:

1. 热情接诊王先生,为其开具转诊单,并进行防止结核病传播的健康教育。

2. 嘱咐王先生携带转诊单,及时到结核病防治所接受全面诊疗。

3. 填写传染病报告卡并及时上报信息。

一、传染病报告的病种及时间

传染病报告制度是早期发现传染病的重要措施。医疗防疫人员必须严格遵守《中华人民共和国传染病防治法》规定的传染病报告时限,一旦发现传染病,及时报告。

(一) 报告的病种

《中华人民共和国传染病防治法》将传染病分为甲、乙、丙三类,共40种。

1. 甲类传染病(2种)　鼠疫、霍乱。

2. 乙类传染病(27种)　新冠肺炎、传染性非典型肺炎、艾

🖰 考点提示:传染病的种类

滋病、病毒性肝炎、脊髓灰质炎、人感染高致病性禽流感、人感染 H7N9 禽流感、麻疹、流行性出血热、狂犬病、流行性乙型脑炎、登革热、炭疽、细菌性和阿米巴性痢疾、肺结核、伤寒和副伤寒、流行性脑脊髓膜炎、百日咳、白喉、新生儿破伤风、猩红热、布鲁氏菌病、淋病、梅毒、钩端螺旋体病、血吸虫病、疟疾。

3. 丙类传染病(11种)　流行性感冒(包括甲型 H1N1 流感)、流行性腮腺炎、风疹、急性出血性结膜炎、麻风病、流行性和地方性斑疹伤寒、黑热病、包虫病、丝虫病、手足口病,以及除霍乱、细菌性和阿米巴性痢疾、伤寒和副伤寒以外的感染性腹泻病。

上述规定以外的其他传染病,根据其暴发、流行情况和危害程度,需列入乙类、丙类传染病的,由国务院卫生行政部门决定并予以公布。

根据《传染病信息报告管理规范》,各级各类医疗机构、疾病预防控制机构、采供血机构均为责

任报告单位;其执行职务的人员和乡村医生、个体开业医生均为责任疫情报告人,必须按照传染病防治法的规定进行疫情报告,履行法定职责。

(二) 报告及时间

1. 报告程序与方式　具备网络直报条件的责任报告单位,在规定时间内进行传染病相关信息的网络直报;不具备网络直报条件的,可通过电话、传真等方式进行上报,同时向辖区疾病预防控制机构报送传染病报告卡。

2. 报告时限　甲类传染病属于强制管理传染病,若发现甲类和乙类中的新冠肺炎、肺炭疽、传染性非典型肺炎和脊髓灰质炎患者或疑似患者,或发现其他传染病和不明原因疾病暴发时,应于 2 小时内用传染病报告卡通过网络上报;未实行网络直报的责任报告单位,需于 2 小时内以最快的通信方式(电话、传真)向当地疾病预防控制机构报告,并于 2 小时内寄送出传染病报告卡。对其他乙、丙类传染病患者、疑似患者和规定报告的传染病病原携带者在诊断后,实行网络直报的责任报告单位应于 24 小时内进行网络报告;未实行网络直报的责任报告单位应于 24 小时内寄送出传染病报告卡。县级疾病防控机构收到无网络直报条件责任报告单位上报的传染病报告卡后,应于 2 小时内通过网络上报。

二、传染病访视管理的内容与要求

接到疫情报告后,社区护士需在 24 小时内进行首次家庭访视,了解疫情状况,并依据疫情需要进行复访。依据不同传染病的潜伏期、传播途径和病程的差异,安排不同的复访时间。一般第一次复访在发病后 3~10 天,第二次复访在发病后 40 天左右。此外,对于转为慢性病的患者,每年还需进行 1~2 次访视。

(一) 初访

在初访时,社区护士先要核实传染病的诊断,调查疾病的来源,判断传染病流行的性质、蔓延的现状和趋势。采取有效措施控制传染源,切断传播途径,对患者及家庭成员进行相应的健康教育,使其掌握传染病的管控方法,预防传染病的进一步扩散。在初访中,要认真填写传染病调查表等相关护理文件,详细记录本次访视内容,以便作为社区总体疫情分析的依据,同时为复访奠定基础。

(二) 复访

在复访时,主要了解患者病情发展情况或是否痊愈,同时对其周围密切接触人群进行调查,掌握此传染病的继发情况及是否存在疫情的蔓延,如果发现疫情有大规模蔓延,要及时记录并上报主管部门。社区护士还应了解社区、患者及其家属对传染病防控措施的落实情况。详细记录患者经治疗后的结局,如痊愈或死亡,依据实际情况确定是否需要继续复访,如需要则约定下次复访时间。

第三节　常见传染病的社区管理

📖 **导入情景**

某社区,艾滋病的发病率近年来增长明显。为此,社区卫生服务中心对该社区展开艾滋病发病情况调查。结果显示,在社区艾滋病患者中大学生的比例较高。故社区卫生服务中心决定对辖区的大学生开展预防艾滋病的健康教育。

工作任务：

1. 说出艾滋病的传播特点。

2. 简述预防艾滋病的健康教育内容。

一、艾滋病的护理与管理

艾滋病,全称获得性免疫缺陷综合征(AIDS),是由人类免疫缺陷病毒(HIV)感染引起的一种病死率极高的慢性恶性传染病。HIV病毒特异性侵犯并破坏$CD4^+T$淋巴细胞,导致机体多种细胞免疫功能受损乃至缺陷,最终并发各种严重机会性感染和肿瘤。目前,尚未有治愈艾滋病的方法,但通过抗逆转录病毒药物治疗,可控制艾滋病病毒繁殖,延缓病情进展。

(一)流行过程

1. 传染源 患者和HIV无症状携带者为本病传染源,后者尤为重要。HIV存在于血液及各种体液中。血液检查存在HIV抗体对艾滋病有诊断意义。

2. 传播途径

> **考点提示**:艾滋病的传播途径

(1)性接触:是主要传播途径,同性、异性、双性性接触均可传播,且性伴侣越多,感染艾滋病的危险性越大。

(2)血液传播:通过共享被血液污染的针头及针筒而传播。输血或血液制品等亦为重要的传播途径。

(3)母婴传播:感染本病的孕妇可通过妊娠、分娩及哺乳等方式分别传染给胎儿、新生儿和婴儿。

(4)其他:接受HIV感染者的器官移植、人工授精或接受污染的医疗器械检查等,或被污染的针头刺伤,或经破损皮肤侵入均可被感染。

3. 易感人群 人群对HIV普遍易感。同性恋、性乱者、静脉药瘾者、血友病患者以及多次接受输血或血制品者为高危人群。

(二)临床表现

典型的HIV感染多经历急性HIV感染期、无症状HIV感染期、艾滋病前期、艾滋病期4个阶段。

1. 急性HIV感染期 大部分患者临床症状轻,出现感冒症状、发热、腹泻、关节及全身痛、淋巴结肿大等表现,这些属非特异性表现。此期抗HIV呈阴性,但HIV数量极高,传染性极强。这段时期又称窗口期。

2. 无症状HIV感染期 HIV感染早期出现的症状消失,个体无特殊不适,部分患者可有持续全身淋巴结肿大,$CD4^+T$淋巴细胞数量进行性减少。血清可检出HIV RNA和HIV抗体。

3. 艾滋病前期 有间歇性或持续性全身感染症状,如同第一期症状,还会出现体重下降、乏力、免疫功能降低等表现。

4. 艾滋病期 出现一种或多种艾滋病症状,发生各种机会性感染和恶性肿瘤。

(三)社区护理与管理

1. 遏制艾滋病经性接触途径传播 打击卖淫嫖娼等违法犯罪行为,加强对高危人群以及感染者配偶的健康教育和综合干预,指导安全的性行为方式,提高安全套的使用率。

2. 开展对吸毒人群的综合干预 加强戒毒药物维持性治疗的规范化管理,提高服务质量。加强对服药人员的管理和综合服务,提高维持性治疗的保持率,确保疗效。

3. 预防母婴传播　将预防艾滋病母婴传播纳入妇幼保健和生殖健康服务常规工作中。充分利用孕产期保健服务,为孕产妇提供艾滋病咨询、检测、转介或诊疗管理服务。

4. 加强血液及血制品安全管理　贯彻落实《中华人民共和国献血法》,在社区大力开展无偿献血宣传活动,积极建立无偿献血志愿者组织,扩大固定无偿献血者人群,采取有效措施减少传染病高危人群献血。

5. 通过监测发现感染者　规范艾滋病检测和病例报告的管理,加强监测信息的分析和利用,建立相关部门间配合与信息共享机制。做好感染者和其配偶以及高危人群的艾滋病检测、咨询工作。

(四) 健康教育

在社区内大力开展关于艾滋病的健康教育活动。充分利用报纸、广播、电视和互联网、手机等方式,亦可开设专栏,不断扩大宣传教育覆盖面。大力宣传艾滋病的危害、传播途径和预防措施等知识,加强群众自我保护意识,提高防治艾滋病的意识和能力,增强治疗依从性。加强社区流动人口、青少年、妇女、被监管人群等重点人群的宣传教育,倡导健康文明的生活方式。

二、病毒性肝炎的护理与管理

病毒性肝炎是由多种不同肝炎病毒引起的一组以肝功能损害为主的传染病,包括甲型、乙型、丙型、丁型及戊型肝炎。病毒性肝炎传染性强、传播途径复杂、流行面广,是威胁人类健康的常见疾病之一。我国是乙型病毒性肝炎的高流行区,发病率乡村高于城市,南方高于北方。

(一) 流行过程

1. 传染源　甲型肝炎的传染源主要是急性患者和隐性感染者,病毒主要通过粪便排出体外。乙型肝炎的传染源包括急、慢性患者和病毒携带者,其中慢性患者和乙肝病毒携带者是最主要的传染源,病毒存在于被感染者的血液及各种体液中。

2. 传播途径　甲型肝炎主要经食物传播。乙型肝炎通过输血或血制品以及使用污染的注射器或针刺等传播,也可通过母婴垂直传播、性接触及密切生活接触传播。

3. 人群易感性　人类对各型肝炎病毒普遍易感,各年龄均可发病。甲型肝炎感染后机体可产生较持久的免疫力。不同类型肝炎之间无交叉免疫,可重叠感染。

(二) 临床表现

1. 急性肝炎　有黄疸、畏寒发热、全身乏力、食欲下降、厌油、恶心、呕吐、腹胀、腹泻、肝区疼痛、肝功能异常等表现。

2. 慢性肝炎　病毒性肝炎病程超过半年即为慢性。有乏力、肝区不适、脾大、消化道症状、肝功能持续异常及早期肝硬化等表现。

3. 重型肝炎　是一种最严重的临床分型,各型肝炎均可导致,占全部病例的 0.2%~0.5%,病死率高。患者出现极度乏力,严重的消化道症状,有出血倾向、意识障碍、肝萎缩、腹水等表现。

(三) 社区护理与管理

1. 管理传染源

(1) 隔离和消毒:急性患者应进行隔离治疗至病毒消失。对患者的分泌物、排泄物、血液以及被污染的医疗器械、物品等均应进行消毒处理。

(2) 有关行业人员肝炎患者的管理:对生产、经营饮食品单位,直接接触入口饮食品的人员以及保育人员等,每年需进行健康检查,发现肝炎患者立即进行隔离治疗,发现病毒携带者要及时调离工作岗位。

(3) 乙型肝炎表面抗原携带者的管理:乙型肝炎表面抗原携带者系指血液 HBsAg 阳性,但无肝炎症状、体征,各项肝功能检查正常,经半年观察无变化者。HBsAg 携带者除不能

捐献血液、组织器官及从事国家明文规定的职业或工种外,可照常工作和学习,但需定期医学随访。HBsAg 携带者要注意个人卫生、经期卫生及行业卫生;防止自身唾液、血液和其他分泌物污染周围环境,感染他人;所用食具、刮刀修面用具、修脚及剃须用具、牙刷、盥洗用品应与健康人分开。

(4) 献血员管理:严格实行献血员体格检查制度,检测丙氨酸氨基转移酶(ALT)及 HBsAg,肝功能异常和 HBsAg 阳性者不得献血。有条件时应开展抗 -HCV 测定,抗 -HCV 阳性者亦不得献血。

2. 切断传播途径

(1) 提高个人卫生水平:在社区内广泛开展以把住病从口入关为中心内容的卫生宣传教育活动。教育居民养成食前便后洗手的良好习惯。

(2) 加强辖区卫生管理:加强饮食卫生管理、水源保护、环境卫生管理、从事餐饮行业人员体检管理以及粪便无害化处理。

(3) 加强辖区内幼托工作的监督与管理:幼托机构要严格执行食具及便器消毒制度,儿童实行一人一巾一杯制,严格执行晨检或午检制。玩具各班组应严格分开。发现肝炎患儿,应立即隔离并及时报告防疫部门,对所在班进行消毒及医学观察。

(4) 严把消毒关:加强对各服务行业的公用茶具、面巾和理发、刮脸、文身、修脚用具的消毒处理。肝炎病毒对含氯消毒液敏感,可用来消毒餐具和排泄物。

(5) 防止医源性传播:加强各种医疗器械的消毒处理,注射用品实行一人一针一管制,或使用一次性注射器;医疗器械实行一人一用一消毒。

(6) 加强血液及血液制品的管理:做好血液及血液制品的 HBsAg 检测工作,阳性者不得出售和使用。

(7) 阻断母婴传播:向 HBsAg 阳性育龄妇女宣传乙型肝炎的危害性及预防乙型肝炎母婴垂直传播的方法,倡导优生优育。将 HBsAg 和抗 -HCV 列为产前常规检查项目,对 HBsAg 和 / 或抗 -HCV 阳性的孕妇,设专床分娩,产房所有器械严格消毒。对 HBsAg 及 HBeAg 双阳性孕妇所生婴儿,应用乙型肝炎免疫球蛋白(HBIG)和乙型肝炎疫苗联合免疫。

3. 保护易感人群 接种乙肝疫苗是预防 HBV 感染最有效的方法。我国原卫生部 1992 年将乙肝疫苗纳入计划免疫管理,对所有新生儿接种乙肝疫苗。为阻断乙肝母婴传播,孕妇在产前三个月开始使用乙型肝炎特异免疫球蛋白,新生儿在出生后 24 小时内将乙型肝炎特异免疫球蛋白与乙肝疫苗联合使用。乙型肝炎特异免疫球蛋白亦可用于意外事故的被动免疫。甲肝疫苗主要用于幼儿、学龄前儿童及高危人群。人血丙种免疫球蛋白对甲型肝炎接触者具有一定程度保护作用,主要用于接触甲型肝炎患者的易感儿童。

(四) 健康教育

1. 心理指导 患者常因隔离而易产生孤独、自卑的心理。因此,社区护士要关心体贴患者,向患者及家属讲述隔离的意义,鼓励他们保持乐观的情绪,树立战胜疾病的信心。

2. 饮食指导 急性肝炎患者宜进食清淡易消化食物;慢性肝炎患者宜进食高蛋白、高热量、高维生素、低脂肪、易消化吸收的食物,避免吸烟饮酒,避免使用对肝脏有损害的药物;重症肝炎患者限制蛋白质摄入,以减少肠内氨的来源。注意食物的色、香、味、形,以增强食欲。

3. 生活指导　患者的餐具、剃须刀、洗漱用品应专用；被患者体液、血液污染的衣物用含氯消毒液浸泡消毒；家中密切接触者可预防接种。

三、肺结核的护理与管理

结核病是由结核分枝杆菌感染引起的慢性传染病。结核分枝杆菌可以通过呼吸道、消化道和损伤的皮肤黏膜侵入人体，并可侵犯肠、肾、骨、关节、淋巴系统、神经系统和泌尿系统等，临床上以肺结核最常见。结核分枝杆菌可扩散至全身长期潜伏，在机体抵抗力降低时发病，病理特点是渗出、结核结节形成和干酪样坏死，易形成空洞。我国是全球22个结核病高负担国家之一，活动性肺结核患者人数位居世界第二，仅次于印度。

(一) 流行过程

1. 传染源　主要为结核病患者，特别是活动性肺结核患者，包括痰涂阳性的所有患者及痰涂阴性的部分患者。

2. 传播途径　呼吸道飞沫传播是肺结核最重要的传播途径。肺结核患者通过咳嗽、打喷嚏、高声谈笑，使带有结核分枝杆菌的飞沫进入空气，易感者吸入后便会感染。结核分枝杆菌也可借助随地吐痰形成的尘埃经空气传播。

3. 易感人群　主要为未感染过结核分枝杆菌，且对结核分枝杆菌无特异性免疫力的人群。

结核病传染性的大小与传染源的病情严重程度、排菌量、咳嗽频率、居室通风情况、接触者的抵抗力及接触的密切程度等因素有关。

📖 **知识链接**

全球结核病疫情回升的主要原因

20世纪90年代，全球结核病疫情回升的主要原因为：

1. 对结核病的重视程度不够　发达国家结核病控制的效果较好，盲目乐观地认为消除结核病在望，放松了对结核病的管控工作，削减机构、人员和经费。发展中国家尽管疫情严重，但无足够的力量支持结核病防治工作。

2. 移民和难民增加　来自结核病严重流行区的大量移民和难民多数是已经感染了结核分枝杆菌的患者，他们的存在加重了当地结核病的流行。

3. 人类免疫缺陷病毒(HIV)感染导致艾滋病(AIDS)的流行　HIV感染降低了人体对结核分枝杆菌的免疫力，故HIV感染者易并发结核病。另外，肺结核也是硅沉着病最常见的并发症。

4. 耐多药结核病例增加　由于肺结核患者的不规范治疗，使结核菌对多种抗结核药物产生耐药反应。这些患者不但治疗无效，病死率高，且传染给其他人造成耐药性结核病的流行。

(二) 临床表现

患者多有结核病接触史。早期结核病患者无自觉症状，可在健康体检时发现。典型肺结核起病缓慢，病程较长，常见的症状为呼吸道症状和全身中毒症状。呼吸道症状包括咳嗽、咳痰或咳血痰，严重者出现咯血和呼吸困难。全身症状包括全身不适、疲倦、乏力、盗汗与发热、畏寒、食欲减退、恶心、腹胀、便秘或腹泻、体重减轻、月经失调、闭经和结核变态反应引起的过敏症状。

（三）社区护理与管理

1. 管理传染源　控制传染源的关键是早期发现和彻底治愈肺结核患者。结核病的传染源是排菌患者。集体肺部 X 线检查可发现早期患者,可疑者应进一步做痰菌涂片等相关检查。确诊病例,应及时介绍至结核病防治机构进行统一管理,并实行全程督导短程化学治疗。社区护士应做好辖区内肺结核患者的定期随访、督导服药工作,使其得到彻底、有效的治疗。

2. 日常生活指导　居室需通风良好,定期消毒。外出时应戴口罩,打喷嚏或咳嗽时,不要朝向他人,应用双层纸巾遮住口鼻。不随地吐痰,应将痰液吐于纸中,与擦拭分泌物的纸巾一起焚烧。患者的餐具和卧具需专用,餐具可煮沸消毒,卧具可在阳光下暴晒消毒。戒烟酒,摄入高蛋白、高维生素饮食。

3. 卡介苗接种　卡介苗是活的无毒力牛型结核菌疫苗,接种后可使人体获得对结核病的特异性免疫力。接种对象是新生儿、儿童及青少年等易感者。社区卫生服务机构应根据国家免疫规划对社区内的适龄儿童开展卡介苗预防接种工作。

扫一扫,
看总结

（四）健康教育

社区卫生服务机构应定期对辖区内居民进行预防肺结核病知识的健康教育。督导患者坚持规律、联合、全程、合理用药,保证全程督导短程化学治疗顺利完成。督促患者治疗期间定期摄胸片和进行肝、肾功能化验,观察药物疗效和不良反应。

扫一扫,
测一测

（李彩娣）

第十五章　社区康复护理

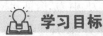 **学习目标**

1. 掌握社区康复护理的基本概念、原则；残疾的分类。
2. 熟悉社区康复护理的对象、任务；残疾的定义及原因；社区康复护理的工作内容。
3. 了解社区残疾人康复护理的程序。
4. 学会运用社区康复护理常用技术为社区残疾人提供康复护理服务。
5. 具有尊重及关爱社区康复护理对象、保护其安全的意识。

随着我国经济的不断发展，康复医学已渗入到医学的各个学科并贯穿于健康管理的全过程，尤其在提高患者生活质量方面起到重要作用。社区康复是医院康复治疗的延续，它依靠社区资源，采用简单、有效、易行的措施，使病伤残者在社区内继续得到康复的服务。

第一节　康复护理概述

导入情景

某社区卫生服务中心于 2003 年 4 月开诊，为辖区居民提供预防、治疗、保健、康复、健康教育、计划生育指导、中医技术等多位一体的社区卫生服务。服务总户数 15 523 户，户籍人口 34 737 人。其中 65 岁及以上老年人口占 8.9%（3 108 人），高血压者占 9.2%（3 179 人），糖尿病者占 2.1%（725 人），残疾者占 0.4%（156 人）。

工作任务：

1. 说出社区康复护理的对象及原则。
2. 根据该社区卫生服务情况，陈述社区康复护理的任务。

一、基本概念

(一) 康复

康复是指综合协调地应用各种措施,消除或减轻病伤残者身心社会功能障碍,增强生活自理能力,使其重返社会,提高生活质量。康复不仅对病伤残者进行训练,提高其自身功能以适应环境,还需调整其周围环境和社会条件以利于病伤残者重返社会。

(二) 康复护理

康复护理是在康复实施过程中,为达到躯体、精神、社会和职业的全面康复目标,由护士配合康复医师和治疗师等康复专业人员,对病伤残者进行基础护理和各种专门的功能训练,以预防残疾的发生、发展及继发性残疾,减轻残疾的影响,使其最终达到最大限度的功能改善和重返社会。

(三) 社区康复

社区康复是指在社区范围内,依靠社区领导和行政组织,依靠社区的人力、物力、财力、信息和技术等资源,以简便实用的方式向残疾人提供必要的医疗、教育、职业和社会康复服务,使其得到全面康复服务,以达到最终能够参与社会生活的目的。

📖 知识链接

社区康复的基本模式

社区康复的模式因各国的政治、文化、经济和社会背景的差异而表现形式有所不同。因我国人口众多、地域辽阔、经济发展相对不平衡,故采取多种模式和渠道的社区康复,主要有以下几种:

1. 社会化模式 在政府主导下,各部门各级人员积极参与,针对社区残疾人进行医疗、教育、职业和社会等方面的康复,有利于其重返社会。

2. 社区服务保障模式 由民政部门负责,对有劳动能力的病伤残者进行有针对性的职业康复训练,使其掌握一门技术,并安排到社区相关部门就业,享受政府优惠的相关政策。

3. 卫生服务模式 主要由社区卫生机构的医务人员负责,利用初级卫生保健服务网络,以病伤残者为服务对象,以家庭为单位,开展康复预防和治疗服务。

4. 家庭病床模式 主要由社区卫生服务机构为病伤残者开设家庭病床,由医务人员定期上门进行基本的康复治疗和康复护理。

(四) 社区康复护理

社区康复护理是将现代整体护理融入社区康复,在康复医师的指导下,在社区层次上,以家庭为单位,以康复为中心,以人的生命周期为全过程,对社区残疾人进行的护理。社区康复的实施依靠社区内各种力量,即患者及家属、老年人、亚健康状态者、义务工作者和所在社区的卫生教育劳动就业和社会服务等部门的共同努力。

🖑 考点提示:社区康复护理的定义

二、社区康复护理的对象

(一)残疾人

残疾人指生理、心理、精神及解剖结构和功能异常或丧失,部分或全部失去以正常方式从事个人或社会生活能力的人,包括从医院或康复中心出院回家,尚有较严重残疾或在家新发现残疾的患者。

(二) 慢性病患者

慢性病患者患病时间长,疾病不易治愈,在病程缓慢进展过程中出现各种功能障碍。因此,慢性病患者需要长期医疗指导及康复训练。慢性病患者多数是在社区或家庭中生活,社区护士可通过康复护理指导其进行功能恢复的锻炼,预防并发症及防止原发病的恶化。

(三) 老年人

随着年龄增长,老年人会经历一个自然衰老的过程,器官功能逐渐减退而出现视听功能减退、行动不便等,影响老年人健康,降低其生活质量。此外,机体老化常伴随各种慢性疾病发生,老年人从医院回归到社区环境中需要接受长期的康复和护理,故存在不同程度的需求。

(四) 亚健康状态者

亚健康状态是健康与疾病间的临界状态,各种仪器及检验结果为阴性,但人体出现各种不适。如不明原因的身体疲劳、精力不足、注意力分散、胸闷气短;不明原因的情感障碍、焦虑或神经质;以及对工作、生活、学习等环境难以适应,人际关系难以协调。

三、社区康复护理的原则

(一) 早期预防,早期介入

患者出院后,回归家庭进行康复护理时,社区护士应把重点放在患者的早期恢复,早期功能训练能有效预防残疾的发生、发展及继发性残疾,这是功能恢复及预防并发症的关键。

> 考点提示:社区康复护理的原则

(二) 功能训练贯穿全程

功能训练能最大限度地保存并恢复机体的功能。社区护士应了解患者功能障碍的性质、程度,在康复治疗计划指导下,通过积极的康复训练发挥残存功能,使其具备回归社会的能力,最大限度地融入社会。

(三) 注重实用,功能重建

社区康复训练应注重实用性,将训练内容与日常生活活动训练相结合,帮助患者最大限度地恢复生活自理,最终实现"自我康复护理"。残疾发生后,按照复原、代偿、适应的原则重建功能。

(四) 提倡团结协作精神

良好的协作关系是帮助患者取得最大康复疗效的关键,社区护士应与康复小组的其他人员进行有效的沟通交流,保持良好的人际关系,及时解决康复中遇到的问题。

第二节 社区残疾人康复护理

📖 导入情景

李某,男,18岁,有脑瘫病史16年,生活不能自理,行走困难,如厕需他人帮助。平时由母亲照顾。母亲54岁,因照顾儿子辞去工作,父亲为工人,常上夜班。李某与父母同住位于六楼的一套50m²的住房。

> 工作任务:
> 1. 正确评估李某的残疾分类。
> 2. 按照护理程序对李某进行康复护理。

一、残疾的定义

残疾是指因外伤、疾病、发育缺陷或精神因素造成患者明显的躯体、精神及社会适应能力等方面的功能障碍,以致不同程度地丧失正常生活、工作和学习能力的一种状态。

二、残疾的原因

1. 先天性因素 如遗传、妊娠等因素所致新生儿畸形、精神发育迟滞等。

2. 后天性因素 占残疾发生的绝大多数,包括外伤或创伤、疾病、个体营养状况、药物或毒物中毒、心理因素等方面。

3. 人口老化 伴随人口老龄化进程的不断加快,脑卒中、帕金森病、肿瘤等慢性疾病增多,导致残疾发生率增高。

三、残疾的分类

(一) 国际残损、残疾和残障分类

1980 年 WHO 制订的《国际残损、残疾和残障分类》(ICIDH)按照残疾的性质、程度及影响将残疾分为残损、残疾和残障三类。

1. 残损 指由于各种原因造成身体结构、外形、器官或系统生理功能及心理功能的损害,造成身体和 / 或精神与智力活动受到不同程度的限制,但个体日常生活仍能自理,是生物器官系统水平上的功能障碍,又称结构功能缺损。

2. 残疾 指由于残损导致机体的功能障碍,以致个体不同程度地丧失正常生活、工作和学习能力的一种状态,是个体水平上的功能障碍,又称个体能力障碍。

3. 残障 指由于残损或残疾限制或阻碍了个体发挥在其年龄、性别、社会、文化等因素条件下的社会作用,除个人生活不能自理,还不能参加社会生活、学习和工作的一种状态,是社会水平上的功能障碍,又称社会能力障碍。

(二)《国际功能、残疾、健康分类》

2001 年第 54 届世界卫生大会通过《国际功能、残疾、健康分类》(ICF)。ICF 强调功能 - 障碍的双向变化,即通过评定身体结构和功能来反映器官损伤;通过评定活动与活动限制来反

> 考点提示:ICF 的分类

映残疾;通过评定参与和参与受限来反映残障;同时强调情景因素即影响健康的环境因素和个体因素的作用(图 15-1)。

ICF 与 ICIDH 分类的最大区别:ICIDH 各项关系是单向的、平面式的模式;ICF 各项关系是双向的,相互关联、相互制约的立体化模式。

(三) 我国残疾分类

1995 年,我国依据残疾部位将残疾分为视力残疾、听力残疾、语言残疾、智力残疾、肢体残疾和

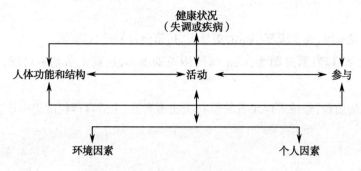

图 15-1 国际功能、残疾、健康分类

精神残疾 6 类残疾,并依据残疾对功能影响的严重程度进行分级。

📖 **知识链接**

残疾发生率

1. 全球残疾发生率   2011 年 WHO 发布的最新《世界残疾报告》指出,全球超过 10 亿或 15% 的世界人口患有残疾,欧洲一些高福利国家,残疾人比例高达 19%~20% 以上。随着现代化社会工业化进程的发展,发达国家由于脑血管疾病、交通意外等原因造成的残疾人数也在不断增加。因此,残疾问题是摆在各国面前的一项重要议题。

2. 中国残疾发生率   中华人民共和国成立以来开展过两次大规模的残疾人抽样调查。1987 年第一次调查残疾人数为 5 164 万,占全国总人口的 5.49%;依 2006 年第二次全国残疾人人口普查数据推算,全国各类残疾人总数为 8 296 万人,占全国总人口的 6.34%。据中国科技网报道,全国每年新增残疾人近 200 万。我国残疾人口发生率在未来的 10~15 年,依然处于高增长的阶段,这与城镇化、老龄化和生活营养模式均有较大关系。

四、社区残疾人的康复护理程序

(一)社区康复护理评估

收集残疾者人口特征;了解社区残疾者生活的社会、经济和文化状况以及生活居住环境等方面信息;调查主要疾病类型、卫生服务、康复设施状况及社区支持系统;收集现病史、既往史、家庭和社会生活史、治疗经过、康复经历、现存功能情况、日常生活活动能力、心理状态及有无并发症等。

(二)与残疾相关的护理诊断

1. 躯体功能障碍、生活自理缺陷   与肢体功能障碍有关。

2. 语言沟通障碍   与大脑功能障碍有关。

3. 精神困扰   与残疾引起的心理障碍有关。

4. 自我形象紊乱、自尊紊乱等   与心理障碍有关。

5. 社交障碍   与残疾引起的心理、肢体功能障碍有关。

6. 有皮肤完整性受损的危险   与长期卧床或乘轮椅致皮肤长期受压有关。

(三)护理计划的制订

1. 护理目标

(1)能积极面对生活:能进行自我心理调节,身心功能、职业功能得到改善,能够积极地面对生活。

(2) 能坚持康复训练:能在康复小组的指导下,按康复计划进行训练。

(3) 能达到生活自理:通过训练,能正确使用辅助器具,达到生活基本自理,无继发性残疾的发生。

(4) 能提高生活质量:保持重症患者的原有功能不衰退,生活自理程度进一步提高,生活质量得到改善。

2. 护理措施

(1) 协助社区改善生活环境:创建无障碍设施的生活社区,帮助残疾人改善家居环境,为残疾人提供安全、方便、舒适的生活和社会环境,以保证残疾人安全。

(2) 加强社会支持系统的作用:协调社区相关部门及家庭成员与残疾者的关系,使残疾者在心理上、经济上得到关心和照顾,使其逐渐适应残疾后的家庭及社会生活。

(3) 指导康复训练:讲解康复知识,示教康复护理的基本要求,如饮食、更衣、个人卫生、排泄的训练,移动、使用轮椅的训练等。帮助并指导残疾者学会使用辅助器械,以减轻功能障碍,改善或提高其生活质量。

(4) 加强心理护理:社区护士应对残疾人进行心理支持、疏导,帮助其克服心理障碍,鼓励其积极参与家庭及社会活动,使其重返社会。

(5) 开展健康教育:宣传预防残疾的知识、康复知识、合理用药的知识、防范意外事故的知识,以降低残疾的发生率。

(四) 护理计划的实施

护理计划的实施是社区护士落实护理措施、帮助患者进行康复治疗、接受各种治疗措施的过程,是患者能否取得康复效果的关键阶段。护士应根据计划,采用适当的方法,不断与患者保持沟通交流,逐步落实计划,以达到预期目的。

(五) 护理评价

评价残疾人功能是否得到改善,是否有继发性残疾的发生,护理措施是否恰当、有效,康复护理目标是否达到。分析未达到目标的原因,重新修订计划,使康复护理日益完善。

第三节 社区残疾人康复护理技术

📖 导入情景

张某,男,74 岁。晨起时出现"左侧肢体活动不利",立即到附近某三甲医院门诊就诊。查体:神志清醒,语言流利,左侧肢体肌力 3 级。MRI 诊断"脑血栓",立即给予溶栓、抗凝等治疗。经一周治疗,患者病情稳定。

工作任务:

1. 给予患者心理支持,并告诉患者进行日常生活活动训练的内容。

2. 向患者介绍康复器械使用方法,并对其进行关节活动度、转移技术的训练。

一、心理支持与沟通技术

残障患者心理基本要经历五个时期,即休克期、认知期、防卫性退却期、承受期和适应期。社区护士首先应了解患者对残障的反应,以坦诚的态度来接受、关心、支持患者,使其感受到被接纳和理解。协助患者顺利度过五个时期,帮助其克服心理障碍,不断鼓励患者进行康复训练,及时反馈康复的效果,并积极参与家庭及社会活动,使其尽早能生活自理,重返社会。

二、日常生活能力训练

日常生活活动(ADL)是指人们为了维持生存以及适应生存环境而每天必须反复进行的、最基本的、最具有共同性的活动。ADL 能力训练的目的是为了使残疾者在家庭和社会中尽量不依赖或少依赖他人而完成各项功能活动。

(一)饮食动作训练

1. 进餐体位训练　训练患者从仰卧位变为半坐位。指导患者利用健侧上肢的力量坐起,或由他人帮助及使用辅助器具等坐起;维持坐位平衡,利用靠背支撑坐稳;若患者无法坐起,应指导患者采取健侧在下的侧卧位。

> 🔖 **考点提示:**饮食动作训练

2. 抓握餐具训练　可先进行抓握木条或橡皮的训练,继之抓握匙、叉。抓握能力差或关节活动度受限的患者常无法使用普通餐具,可将餐具加以改良。如带吸盘的碗碟,加粗或长把的匙、刀、叉等。

3. 进食动作训练　先通过模仿进食训练手部动作,再训练进食动作。将餐具及食物放在患者便于取用的位置,指导患者用健手将食物置于患手,再由患手将食物放入口中,以训练两手功能的转换。

4. 咀嚼吞咽训练　吞咽困难者先进行吞咽动作训练,在确定无误咽并能顺利饮水时,可尝试自己进食。从较稠的流质或半固体类食物到普食,从少量饮食过渡到正常饮食。每次量不宜过多,尽量置于舌后部,动作要慢、要稳。

(二)更衣训练

患者能够保持坐位平衡后,即可进行穿脱衣服、鞋袜等训练。多数患者穿脱衣服可用单手完成,如偏瘫患者穿衣时先穿患肢,脱衣时先脱健肢;截瘫患者若可坐稳,可自行穿脱上衣。穿裤子时,可先取坐位,将下肢穿进裤子,再取卧位,抬高臀部,将裤子提上、穿好。穿戴义肢的患者应增加义肢穿戴的训练。

(三)个人卫生训练

患者移到洗漱处,开关水龙头,进行洗脸、洗手、刷牙、化妆等。根据患者残疾情况,尽量训练患者做到自理。偏瘫者可用健手洗脸、洗手,拧毛巾时可指导其将毛巾绕在水龙头上或患肢前臂,再用健手将其拧干。旋牙膏盖时,可借助身体将牙膏固定,用健手将盖旋开。可设计辅助器具,如加粗牙刷柄、带有 C 形环的牙杯,以方便抓握。

(四)排泄训练

1. 排尿功能训练　目的在于恢复排尿反射,重建排尿规律,预防泌尿系感染,保护肾脏与膀胱功能。

(1)留置导尿:保持引流管通畅,每 4 小时放尿一次,每周更换一次尿管,尿道口每日消毒 2 次。如发现尿液浑浊、有沉淀或结晶,应每隔 2~3 日实施 1 次膀胱冲洗。经膀胱测压、冰水试验、球海绵

1502
偏瘫患者穿前
开襟衣服训练
(图片)

1503
偏瘫患者穿裤
子训练(图片)

1504
偏瘫患者穿袜
子、穿鞋训练
(图片)

体肌反射等检查,证实排尿功能恢复,可试行拔管。

（2）间歇导尿：每 4~6 小时导尿一次,睡前导尿管留置并开放。每次导尿前 30 分钟,嘱患者试行自解,一旦开始排尿,需测定残尿量,如残尿量逐渐减少,可适当延长导尿间隔时间,以致逐渐停止导尿。

（3）膀胱训练：对间歇导尿的患者,用指尖叩击耻骨上部,患者排尿时可停止叩击,排尿中断时再行叩击的方法,适用于痉挛性膀胱训练。收缩和放松腹肌的交替动作、屏气前倾、刺激肛门法排尿,适用于迟缓性膀胱训练。

2. 排便功能训练

（1）便秘者：对于便秘者,应调节饮食结构,增加蔬菜、水果摄入,多饮水,每日饮水量 2 500ml 左右;训练定时排便,一般在早餐后为宜。如排便费力,可训练患者排便时按摩腹部或屏气,以增加腹压,利于大便排出;超过 3 日未排便者可给予缓泻剂,对顽固性便秘者可给予灌肠。

（2）大便失禁者：对大便失禁的控制方法有饮食调节、肛门括约肌锻炼,必要时手术治疗。避免生冷及刺激性食物,减少粗糙食物摄入,在无肠道感染的情况下,最好不用药物。除外,嘱患者提肛即收缩肛门,每天 500 次左右,每次坚持数秒,以增强肛门括约肌的功能。

三、转移技术训练

通过主动或被动的方式改变身体姿势和位置,对促进全身血液循环,预防压疮、关节畸形、肌肉萎缩、坠积性肺炎、泌尿系感染及深静脉血栓等并发症有重要意义。

✍ 考点提示：Bobath 式握手的要点

（一）卧位移动

1. 床上横向移动　患者仰卧,健足伸到患足下方,勾住患足向一侧移动;双臂置于躯干两侧,手掌向下,健侧下肢屈曲,足底置于床面,与肩一起支起臀部移向同侧。向另一侧移动的动作与此类似。

2. 床上翻身　向健侧翻身时,双手手指叉握,患手拇指置于健手拇指之上（即 Bobath 式握手）;在健侧上肢的帮助下,双上肢伸直,肩关节前屈、上举;将健腿插入患腿下方,在身体旋转同时,用健腿带动患腿翻向健侧。向患侧翻身时,健侧下肢屈曲,将 Bobath 式握手的双上肢向左右侧摆动,当摆向患侧时,顺势将身体翻向患侧（图 15-2）。

（二）立位移动

患者病情稳定后,基本能掌握坐起、站立动作时即可开始训练。安全有效的转移活动,除需要一定的体力,也需要有一定的意志力,有康复的信念作支撑。

1. 扶持行走训练　护士位于患者患侧进行扶持,也可在患者腰间系带子,便于扶持的同时避免限制患者的双手活动。主要适用于有平衡障碍的患者。

2. 独立行走训练　患者两脚保持立位平衡状态。

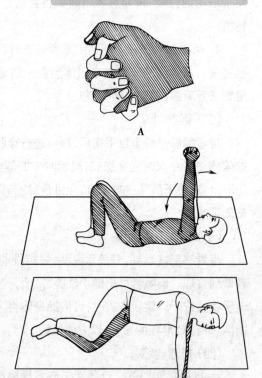

图 15-2　主动向患侧翻身
A. Bobath 式握手；B. 伸肘屈膝摆向患侧。

行走时一脚迈出,身体向前倾斜,重心由对侧下肢转移到该侧下肢,两脚交替迈出,整个身体前行。患者可利用平行杠练习双侧下肢交替支撑体重,矫正步态,改善行走姿势。

3. 持腋杖行走训练　是使用义肢或瘫痪患者恢复行走能力的重要锻炼方法。训练前应先进行双上肢、腰背部和腹部肌 考点提示:腋杖的长度选择
力的增强训练,并训练坐起和坐位平衡,完成以上训练后,方可进行持腋杖行走训练。腋杖的长度为身高减去 41cm;患者肘关节屈曲 30°角,腕关节背伸,足小趾前外侧 15cm 处至背伸手掌面的距离为腋杖把手的高度,也为手杖的高度(图 15-3)。

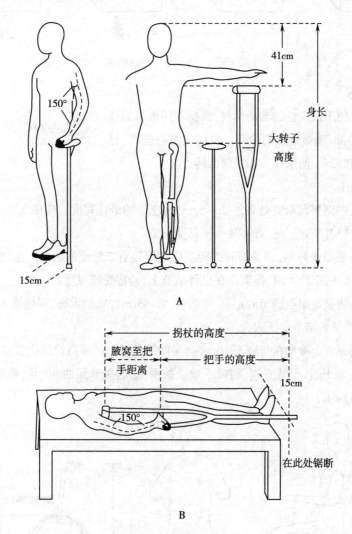

图 15-3　腋杖的长度选择

A.站立时,腋杖和手杖的长度确定法;B.卧位时,腋杖和手杖的长度确定法。

向前行走时,患者将腋杖置于足小趾前外侧 15cm 处,屈肘 20°~30°,双肩下沉,将上肢肌力落在腋杖把手上;提起腋杖置于身体前方,将身体重心置于腋杖上,腿稍弯曲,用腰部力量摆动身体向前。

4. 上下楼梯训练

(1) 扶栏杆上下楼梯训练:偏瘫患者健手扶栏杆。上楼时,健足踏上一级,然后患足踏上与健足并行;下楼时,患足先下一级,然后健足再下与患足并行。

(2) 持手杖上下楼梯训练:上楼时,先将手杖立于上一级台阶上,健足踏上,然后患足;下楼时,先将手杖立于下一级台阶上,患足先下,然后健足下(图 15-4,图 15-5)。

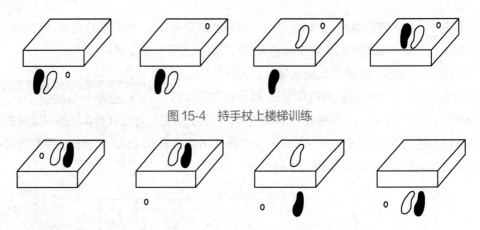

图 15-4　持手杖上楼梯训练

图 15-5　持手杖下楼梯训练

（三）轮椅训练

轮椅为残疾人使用最广泛的辅助用具,根据不同患者的残疾程度及保留的功能,选择适宜的轮椅。轮椅应具有坚固、轻便耐用、容易收纳和搬动、便于操作和控制的特点。

> 🖑 **考点提示**:轮椅的选择

1. 轮椅选择指标

（1）座位宽度:两侧臀部最宽处各加 2.5~5cm,为座位的最佳宽度。座位太宽,不易坐稳,操纵轮椅不便;座位太窄,患者坐起不便,臀部及大腿易受压迫。

（2）座位长度:靠后坐好后,膝关节背面距座位前缘还有 7.5cm 的距离。座位太长,会压迫腘窝部,影响局部血液循环;座位太短,体重落在坐骨结节上,局部受压过重。

（3）座位高度:测量足跟至腘窝的距离,一般为 40~45cm。座位太高,则轮椅不宜推入至桌面下;座位太低,则患者的坐骨结节受压太大。

（4）靠背高度:靠背上缘约在与腋下 10cm 齐平的部位。但颈椎高位损伤者应选用高靠背轮椅。

（5）扶手高度:坐下时,上臂垂直,前臂平放于扶手上,肘关节屈曲 90° 角,椅面至前臂下缘的高度加上 2.5cm（图 15-6）。

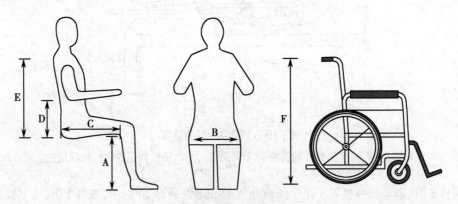

图 15-6　轮椅尺寸的选择

A.座位高度;B.座位宽度;C.座位长度;D.扶手高度;E.靠背高度;F.轮椅全高。

2. 训练方法

（1）从床移到轮椅:轮椅置于患者健侧,朝向床尾,与床成 30° 角,刹闸;患者床边坐起,以健手抓床挡并支撑身体站起,身体大部分重量放于健腿;健手扶住轮椅远侧扶手,以健腿为轴旋转身体,缓慢而平稳的坐于轮椅上。健足抬起患足,健手将患肢放于踏板上,松闸,驱动轮椅后退离床。

（2）从轮椅移到床：驱动轮椅至床边，朝向床头，患者健侧靠床，与床成 30°角，刹闸；健手提起患足，将踏板移开，身体前倾并移至轮椅前缘，双足着地，健足略后于患足；健手抓住扶手，身体前移，健侧肢体支撑身体站起，转向坐至床边；推开轮椅，双足置于床上。

（3）轮椅与坐便器间的转移：将轮椅靠近坐便器，刹闸；移开踏板，解开裤子，用健手扶轮椅扶手站起，握住墙上扶手，转身坐于坐便器上。

四、关节活动度训练

（一）主动运动训练

主动运动训练用于能完成主动运动的患者，主要为徒手操，也可借助设备进行运动。如采用肩关节康复训练器训练肩关节。

肩关节主动活动技术（视频）

（二）被动运动训练

对不能进行主动运动训练的患者可进行被动运动训练。被动运动训练宜多次反复进行或持续较长时间，应向患者详细说明治疗的目的和方法，以取得患者及家属的配合。

训练前，应详细评估关节本身的情况，确定关节训练的开始时间、强度与范围；训练时，先将患者肢体置于舒适自然、放松的体位，护士一手固定肢体近端关节，以防止代偿性运动，一手支持关节远端，按照各关节固有的各个轴进行各关节各方向的运动，当活动到最大幅度时宜做短暂维持。每日训练 2 次，每种运动每次 3~5 遍。注意保护关节，动作要缓慢、柔和、有力度，使关节活动度逐渐增大。

肩关节被动活动技术（视频）

（三）功能性牵引训练

功能性牵引训练是用于肢体多数关节的一种系统性疗法。将挛缩关节的近端肢体用支架或特制牵引器稳定地固定于适当姿势，然后在远端肢体上按需要方向用沙袋做重力牵引，要求充分放松关节周围肌群。每次牵引持续 10~20 分钟，每日 1~2 次。

（四）持续被动活动训练

持续被动活动训练（CPM）需要使用专用器械进行，根据患者病情不同设定关节活动幅度、速度及持续时间。先从无痛活动范围开始，逐渐增大，以产生轻微疼痛为度；一般每分钟 1 个周期。CPM与一般被动运动相比，其特点是作用时间长、运动缓慢、稳定可靠，故更为安全。

五、常用康复器械的应用

（一）平行杠

平行杠是患者利用上肢支撑体重进行站立、步行等训练的康复训练设备，常见的为移动折叠式平行杠。主要用途包括站立训练、步行训练、肌力训练、关节活动度训练及辅助训练。

（二）站立架

站立架是训练患者站立功能的装置，可使功能障碍者稳定地保持于站立位。常分为儿童型、单人型、双人型、四人型等类型。主要适用于脊髓损伤者及脑瘫患儿。

（三）肋木

肋木是靠墙壁安装、具有一组横杆的平面框架。既可单独使用，也可成组使用；既可单侧使用，也可前后双侧使用。主要用途包括矫正姿势、防止畸形；肌力、耐力训练；关节活动度训练；辅助训练等。

（四）砂磨台

砂磨台是供患者模仿木工砂磨作业，以训练上肢功能的台子。砂磨具的主体是一块木板，可在倾斜的台板上滑动,不同砂磨具的区别在于手柄的形状和位置不同,供患者根据不同的需要选用。主要适用于关节活动度受限、协调性功能障碍者。

(五)辅助步行训练器

辅助步行训练器是室内外辅助步行的用具,通过增加上肢支撑面积、利用座椅减轻下肢支撑力量,以提高辅助步形的效果。主要适用于神经、骨关节功能损伤者。

(六)偏瘫康复器

偏瘫康复器是利用健侧肢体对患侧肢体进行被动性训练的设备,可以增加患者的关节活动度。主要适用于偏瘫患者。

第四节 社区康复护理工作内容

📖 导入情景

赵某,女,39岁,大学教师。颈肩部疼痛伴头晕6个月。近两年右侧中指麻木放射至右肩部。查体:颈3~7棘突旁压痛明显,右侧臂丛神经牵拉试验(+),压顶试验(+)。颈椎X线片:颈4~7椎间盘后突。临床诊断为混合性颈椎病。赵某到社区卫生服务中心咨询康复护理服务相关问题。

工作任务:

1. 给予赵某心理支持,并对赵某进行康复健康教育和指导。

2. 协助患者实施转介服务。

社区康复护理的主要工作内容是纠正伤残者的不良行为、预防慢性病、促进其康复;预防并发症和伤残的发生,最大限度发挥伤残者的生活自理能力及应对、适应能力。

一、开展社区康复护理现状调查

社区护士通过社区观察、访谈、调查及资料分析,了解社区康复资源及康复对象的康复护理需求;对社区残疾人情况进行普查,对残疾总数、分类及残疾原因等进行统计分析,为制订残疾预防和康复计划提供依据。

二、提供社区康复护理服务

社区护士在康复医师指导下,与其他康复专业人员配合,积极参与社区康复全过程。

1. 观察和记录 注意观察患者的残疾情况及康复训练过程中残疾程度的变化,与患者及相关人员保持良好的沟通,做好协调工作,记录并提供各类康复相关信息,促进康复治疗的实施。

2. 配合和实施各种康复治疗活动 是社区康复护理最基本的内容。利用各种有关功能训练护理技能,配合康复医师及康复治疗师对康复对象开展必要的、可行的功能训练。如生活自理训练、步行训练、家务活动训练、简单的语言沟通训练、社会参与训练等。

3. 训练患者进行"自我康复护理" 在病情允许条件下,训练患者日常生活活动能力,鼓励患者参与活动并积极发挥主动性和创造性,帮助其恢复生活自理。

4. 给予心理支持　残疾人和慢性病患者都有其特殊的、复杂的心理活动,甚至出现精神、心理障碍和行为异常。社区护士应理解、同情患者,掌握其心理活动,及时、耐心地做好心理护理,帮助患者树立信心,鼓励其参与康复训练。

5. 辅助用具及代偿设备的使用指导　社区护士应熟悉假肢、矫形器、助行器等各种辅助用具的性能、使用方法及使用注意事项,帮助残疾者选用合适的辅助用具,并指导其在日常生活活动中正确使用这些辅助用具。设备代偿指用人工制造的部件或辅助设备来补偿残疾人的肢体或器官的功能,如为听力障碍者提供助听器,用增高鞋底使双下肢不等的功能缺陷得到纠正。

三、参与残疾预防工作

社区护士通过预防接种、健康教育等途径,落实各项有关残疾预防的措施。如做好优生优育和妇幼卫生工作,小儿服用脊髓灰质炎糖丸,开展环境卫生、营养卫生、精神卫生、保健咨询、安全防护、卫生宣传教育等工作。

四、推进康复健康教育和指导

健康教育可使康复对象获取疾病的康复知识及技能,使其树立康复的信心。社区护士应建立健康教育的意识观念,掌握健康教育的技巧,指导患者采取健康的生活方式,重新学习生活技能,帮助其进行心理调适,掌握职业技能。同时,还应指导家属对患者进行照顾,并且协助、督促患者进行康复训练。

五、组织康复对象参加娱乐和社会活动

社区护士应定期组织康复对象参加文艺联欢、音乐演奏/唱或欣赏、观看电影等活动,鼓励其多与他人交流,调整身心状态,提高社会交往能力,使康复对象认识生活价值,增强对生活的信心,提高生活质量,并促使其重返社会生活。

六、协助实施转介服务

社区护士具有管理康复机构、协调康复工作的职能,在社区应及时评估残疾者的情况,根据其功能恢复需求,结合社区转介服务的资源与信息,提供有针对性的转介服务。

扫一扫,
看总结

七、指导和参与社区、家庭环境改造

环境改造即根据需要,改变社区或家庭中对康复对象活动造成障碍的设施,通过增加人造环境的辅助器具来创建无障碍环境,如将台阶改为平整的无障碍通道、去除门槛、在必要的地方安装扶手等,以提高康复对象的生活质量。

扫一扫,
测一测

（吕雨梅）

第十六章 三级预防与社区救护

扫一扫，
自学汇

学习目标

1. 掌握三级预防概念；突发公共卫生事件概念、分级；社区救护原则与程序。

2. 熟悉突发公共卫生事件的特点；突发公共卫生事件的分类；社区急性事件的特点及预防措施。

3. 了解突发公共卫生事件的应急管理与应急处理。

4. 能运用社区急性事件的处理原则与程序正确处理社区内突发急性事件。

5. 具有应变突发公共卫生事件、社区急性事件的能力。

疾病的三级预防、突发公共卫生事件的管理与处理、社区急性事件应急处理都是以促进健康、保护健康、恢复健康为目的的公共卫生策略与措施，是社区护士重要的工作职责之一。

第一节 三级预防

📖 导入情景

李女士，26岁，教师。近期常感到咽喉部有异物，早上起床刷牙总是恶心、干呕，由于各种原因一直没有就医检查。李女士有一女儿，3个月，发育正常，身体状况良好。李女士的丈夫半年前发生车祸，经医院治疗后出院，但左下肢功能恢复不全。

工作任务：

1. 说出对李女士及其家人应采取的预防级别。

2. 根据三级预防的内容给李女士及其家人提供预防策略。

三级预防是以人群为对象，以健康为目标，以消除影响健康的危险因素为主要内容，以促进健康、保护健康、恢复健康为目的的公共卫生策略与措施，针对人们不同的健康水平采取相应的预防保健措施，以避免或延迟疾病的发生，阻止疾病恶化，限制残疾和促进康复。这就涵盖了促进与预防、治疗和康复三种连续性、

📌 考点提示：疾病的三级预防

阶梯性的预防措施,因而称为三级预防。

一、第一级预防

第一级预防又称病因预防。以健康人群为主要对象,在疾病尚未发生时针对致病因素或危险因素采取措施,以保持或提高个体、家庭和社区的总体健康水平,从而避免疾病或推迟疾病的发生,是最积极有效的预防措施。第一级预防包括针对机体的预防措施、针对环境的预防措施、针对遗传致病因素的预防措施。

第一级预防常采取双向策略,即健康促进和健康保护,两者结合起来,可相互补充,提高预防效率。如预防高血压可以通过体育锻炼、合理饮食等健康促进措施加以预防,同时可通过控制食盐摄入量等健康保护措施达到双向预防策略。

WHO 提出的人类健康四大基石"合理膳食、适量运动、戒烟限酒、心理平衡"为第一级预防的基本原则。

📖 知识链接

基 因 检 测

基因检测是通过血液、其他体液或细胞对 DNA 进行检测的技术,是取被检测者脱落的口腔黏膜细胞或其他组织细胞,扩增其基因信息后,通过特定设备对被检测者细胞中的 DNA 分子信息做检测,预知身体患疾病的风险,分析它所含有的各种基因情况,从而使人们能了解自己的基因信息,进而通过改善自己的生活环境和生活习惯,避免或延缓疾病的发生。

基因检测可以诊断疾病,也可以用于疾病风险的预测。疾病诊断是用基因检测技术检测引起遗传性疾病的突变基因。目前应用最广泛的基因检测是新生儿遗传性疾病的检测、遗传疾病的诊断和某些常见病的辅助诊断。

预测性基因检测即利用基因检测技术在疾病发生前就发现疾病发生的风险,提早预防或采取有效的干预措施。

二、第二级预防

第二级预防又称临床前期预防,以高危人群为主要对象,在疾病的临床前期实施早发现、早诊断和早治疗的"三早"措施,以控制或减缓疾病的发展。具体措施包括疾病筛查、疾病普查、健康检查、治愈性和预防性检查、并发症和后遗症的预防等措施。如对高血压患者定期进行体检,对高血压并发症以及相关疾病的筛查,以加强相关的治疗措施,达到全面治疗的目标。

三、第三级预防

第三级预防又称临床期预防,以明确诊断的患者为主要对象,采取有效措施,防止伤残和促进功能恢复,提高生存质量,延长寿命。第三级预防主要包括对症治疗和康复治疗。对症治疗目的是改善症状,减轻患者的痛苦,防止疾病复发、转移,预防并发症和伤残等。对伤残者进行康复治疗,包括功能康复、心理康复、社会康复及职业康复,促进其身心早日康复,使其尽可能恢复功能,早日回归社会。

健康促进及
健康保护
(拓展阅读)

人类健康
四大基石
(拓展阅读)

第二节　突发公共卫生事件的报告及处理

导入情景

2017 年 11 月,长春长生生物科技有限公司生产的批号为 201605014-01 的百白破疫苗效价指标不符合标准规定,被国家食品药品监督管理总局(现为国家市场监督管理总局)责令企业查明流向,并要求立即停止使用。经检查,该批号的百白破疫苗共计 252 600 支,全部销往山东省疾病预防控制中心。

截至 2018 年 7 月 22 日,这些不合格百白破疫苗在山东的具体流向已全部查明,涉及儿童未发现疑似预防接种异常反应增多。

工作任务:

1. 说出该事件的性质。

2. 说出该疫苗事件所产生的危害性及不良影响。

3. 说出该疫苗事件对我们的启示。

一、概述

突发公共卫生事件是指突然发生,造成或者可能造成社会公众健康严重损害的重大传染病疫情、群体不明原因疾病、重大食物和职业中毒以及其他危害公众健康的事件。

(一) 突发公共卫生事件的特点

1. 突发性　突发公共卫生事件的时间和地点具有不可预见性,很难及时作出准确预测和识别,如重大传染病疫情、恐怖暴力事件等。但随着监测系统越来越完善与健全,更多突发公共卫生事件则有可能预警和预见,通过有计划地应对,可将其危害降到最小。

2. 危害性　突发公共卫生事件不仅对人们身心健康造成极大伤害,还会严重影响自然环境、社会经济和政治。

3. 群体性　突发公共卫生事件的危害不只是特定的个体,而是具有公共卫生属性的非特定社会群体。

4. 频发性　各种自然灾害的频发伴人为灾害增多。抗生素滥用以及病原微生物的变异导致一些新发传染病、不明原因疾病频繁发生;有毒有害物质滥用和管理不善导致化学污染和中毒;放射事故以及人为的恐怖袭击事件也在全球范围内增多。

5. 多样性　突发公共卫生事件的成因多样,包括生物病原体所致疾病、食物中毒、群体性不明原因疾病、有毒有害因素污染造成的群体中毒、急性职业中毒、各种自然灾害以及生物、化学和核辐射事故等多种类型。

6. 差异性　在时间分布上有差异,传染病在不同的季节,其发病率不同。如严重急性呼吸综合征(SARS)常发生于冬春季节,肠道传染病则多发生在夏季。差异性还体现在空间分布上,如我国南方和北方的传染病分布区域存在差异,此外,还有人群的分布差异等。

7. 国际化　随着国际交往的日益增多,公共卫生事件呈现国际化的特点。如 2014 年西非埃博拉出血热疫情暴发,随后迅速蔓延于几内亚、利比里亚、塞拉利昂等周边国家,并可能通过商业航空旅行等途径进一步引发国际传播。

(二) 突发公共卫生事件的分类与分级

1. 分类　根据事件成因和性质分为以下几类:

(1) 生物病原体所致疾病:病毒、细菌、寄生虫等所致的传染病区域性暴发和流行;预防接种出现的群体性异常反应;群体性的院内感染等。

(2) 群体性不明原因的疾病:指在短时间内,某个相对集中的区域内同时或者相继出现多个共同临床表现的患者,病例不断增加,范围不断扩大,又暂时不能明确诊断的疾病。

(3) 重大食物中毒和职业中毒:指由于食物和职业的原因而发生的人数众多或者伤亡较重的中毒事件。

(4) 有害物质污染导致的群体性中毒:如水污染、空气污染、放射污染等所致范围较广的群体中毒事件。

(5) 其他严重影响公众健康的事件:地震、洪涝、干旱等自然灾害;生物、化学、核辐射等恐怖事件造成的人员伤亡及疾病流行。

2. 分级　根据突发公共卫生事件的性质、危害程度、涉及范围等将突发公共卫生事件划分为 4 级:特别重大(Ⅰ级)、重大(Ⅱ级)、较大(Ⅲ级)、一般(Ⅳ级),分别用红色、橙色、黄色和蓝色表示。

> 📇 **考点提示**:突发公共卫生事件分级

突发公共卫生事件分级(拓展阅读)

二、突发公共卫生事件的应急管理

突发公共卫生事件的应急管理是指在突发公共卫生事件发生前、后采取相应的检测、预测、预警、储备等应急准备,以及现场处置等措施,及时对产生突发公共卫生事件的可能因素进行预防和对已经出现的突发公共卫生事件进行控制,同时对受害人群实施紧急的医疗卫生救援,以减少对人民群众生命安全和对社会政治、经济的危害。2003 年,我国《突发公共卫生事件应急条例》的颁布,标志着我国突发公共卫生事件应急处理工作纳入法制化轨道,应急处理机制进一步完善。

> 📖 **知识链接**
>
> **《突发公共卫生事件应急条例》**
>
> 　《突发公共卫生事件应急条例》是依照《中华人民共和国传染病防治法》的规定,特别是针对 2003 年防治非典型肺炎工作中暴露出的突出问题制定的,主要目的是有效预防、及时控制和消除突发公共卫生事件的危害,保障公众身体健康与生命安全,维护正常的社会秩序。《突发公共卫生事件应急条例》由中华人民共和国国务院于 2003 年 5 月 9 日发布,自公布之日起施行,共六章五十四条。
>
> 　根据 2010 年 12 月 29 日国务院第 138 次常务会议通过的《国务院关于废止和修改部分行政法规的决定》修正《突发公共卫生事件应急条例》,2011 年 1 月 8 日公布并实施。

(一) 突发公共卫生事件应急管理原则

1. 预防为主,常抓不懈　要提高全社会对突发公共卫生事件的防范意识,落实各项防范措施,做好人员、技术、物资和设备的应急储备工作。对各类可能引发突发公共卫生事件的情况要及时进行分析、预警，做到早发现、早报告、早处理。

2. 统一领导，分级负责　根据突发公共卫生事件的范围、性质和危害程度，对突发公共卫生事件实行分级管理。各级人民政府负责突发公共卫生事件应急处理的统一领导和指挥，各有关部门按照预案规定，在各自的职责范围内做好突发公共卫生事件应急处理的有关工作。

3. 反应及时，措施果断　地方各级人民政府和卫生行政部门要按照相关法律、法规和规章的规定，完善突发公共卫生事件的应急体系，建立健全系统、规范的突发公共卫生事件应急处理工作制度，对突发公共卫生事件和可能发生的公共卫生事件作出快速反应，及时、有效地开展监测、报告和处理工作。

4. 依靠科学，加强合作　突发公共卫生事件应急工作要充分尊重和依靠科学，要重视开展防范和处理突发公共卫生事件的科研和培训，为突发公共卫生事件应急处理提供科技保障。各有关部门和单位要通力合作、资源共享，有效应对突发公共卫生事件。要广泛组织、动员公众参与突发公共卫生事件的应急处理。

（二）突发公共卫生事件的监测

开展突发公共卫生事件监测预警工作，对阐明已知疾病流行状况、发现新的疾病、明确未知疾病的病因、帮助政府决策和有针对性地对公众进行防范突发公共卫生事件的宣传，及时控制突发公共卫生事件的发生和发展，都有着重要的意义。

1. 建立监测体系　国家建立统一的突发公共卫生事件监测、预警与报告网络体系，各级医疗、疾病预防控制、卫生监督和出入境检疫机构负责开展突发公共卫生事件的日常监测工作。

2. 主动监测　省级人民政府和卫生行政部门要按照国家统一规定和要求，结合实际，组织开展重点传染病和突发公共卫生事件的主动监测。

3. 保证监测质量　国务院卫生行政部门和地方各级人民政府、卫生行政部门要加强对监测工作的管理和监督，保证监测质量。

（三）突发公共卫生事件的预警

各级人民政府和卫生行政部门根据医疗机构、疾病预防控制机构、卫生监督机构提供的监测信息，按照公共卫生事件的发生、发展规律和特点，及时分析其对公众身心健康的危害程度、可能的发展趋势，及时作出预警。

（四）突发公共卫生事件的报告

突发公共卫生事件的报告是保障突发公共卫生事件监测系统有效运行的主要手段，也是各级政府和卫生行政部门及时掌握突发公共卫生事件信息、提高处置速度和效能的保证。

1. 报告与举报　任何单位和个人都有权向国务院卫生行政部门和地方各级人民政府及其有关部门报告突发公共卫生事件及其隐患，也有权向上级政府部门举报有关部门、单位及个人不履行突发公共卫生事件应急处理职责，或者不按规定履行职责的情况。

2. 责任报告单位与报告人　县级以上各级人民政府和卫生行政部门指定的突发公共卫生事件监测机构、各级各类医疗卫生机构、卫生行政部门、县级以上地方人民政府和检验检疫机构、食品药品监督管理机构、环境保护监测机构、教育机构等有关单位为突发公共卫生事件的责任报告单位。执行职务的各级各类医疗卫生机构的医疗卫生人员、个体开业医生为突发公共卫生事件的责任报告人。

3. 责任报告单位依规报告　突发公共卫生事件责任报告单位要按照有关规定及时、准确地逐级报告突发公共卫生事件及其处置情况。

突发公共卫生事件应急处置运行流程图(图片)

三、突发公共卫生事件应急处理

突发公共卫生事件的应急处理包括发生事件前的预防和发生事件后的控制处理两个方面。由于突发公共卫生事件复杂多变,一旦发生后往往进展迅速,尤其是重大突发公共卫生事件在短时间内就有可能造成人员伤亡和严重财产损失。因此,突发公共卫生事件应急处理应遵循预防为主、常备不懈的方针,建立和完善应对突发公共卫生事件的长效机制,以达到保障人民健康与生命安全、维护正常社会秩序、促进经济发展的目的。

(一) 突发公共卫生事件的预防措施

预防措施指在没有突发公共卫生事件的情况下所采取的预防或应对突发公共卫生事件的措施。根据我国《突发公共卫生事件应急条例》,预防措施主要包括以下几个方面:①突发事件应急处理指挥部的组成和相关部门的职责。②突发事件的监测与预警。③突发事件信息的收集、分析、报告、通报制度。④突发事件应急处理技术和监测机构及其任务。⑤突发事件的分级和应急处理工作方案。⑥突发事件预防,现场控制,应急设施、设备、救治药品和医疗器械以及其他物资和技术的储备与调度。⑦突发事件应急处理专业队伍的建设和培训。

(二) 突发公共卫生事件发生后的控制处理措施

控制处理措施是指当突发公共卫生事件发生后所采取的紧急应对措施,主要有以下几点:①启动突发公共卫生事件应急预案。②设立突发公共卫生事件应急处理指挥部。③制订突发事件应急报告制度和举报制度。④采取控制事件扩散蔓延的紧急措施。⑤组成强有力的突发事件控制队伍。⑥开展针对突发公共卫生事件的科学研究。⑦保障相关医疗物资和其他物资的供给。

第三节 社区急性事件及防治措施

📖 **导入情景**

晚饭后,王先生8岁大的儿子顺手拿起一个桃子吃起来,忽然一阵剧烈的咳嗽,儿子憋得满面通红,一只手抓着脖子,一只手拿着剩下的半个桃子。王先生意识到孩子被噎住,立即拍了几下儿子后背,但并没起什么作用,儿子的脸色从红色逐渐变成紫色。王先生抱起儿子就往社区医院跑。

工作任务:

1. 确定王先生儿子目前的健康状况。
2. 说出王先生儿子的救护程序。

一、社区急性事件

社区急性事件是指发生在社区范围内的各种可能危及人们生命的急症、创伤、中毒和灾难事故等事件,也包括急性病和慢性病急性发作。

(一) 社区急性事件的特点

1. 病种多 社区人群中疾病种类多样,涉及临床各个专科,尤其是心脑血管急症患者和外伤患者是社区救护的主要对象。

2. 对象广　在社区范围内活动的所有人,包括在通常情况下被认为健康的年轻人,都有可能发生各种意外伤害与急病。其中,婴幼儿、老年人、慢性病患者是最常见的服务对象。

3. 病情险　尽管发生在社区范围内的急性事件相对较少,但一旦发生,如不及时处理,则可能给患者带来较大的伤害,甚至危及生命。如气道阻塞、溺水、电击伤及心跳、呼吸骤停的患者,就可能因得不到及时的现场救护而死亡。

4. 责任大　社区医疗机构有其独特的优势,如环境及人员较熟悉,距离近,救护人员能很快到达出事现场,必要时还能调动社区其他人员协助工作。但也存在社区医疗机构人员少、专科性不强和设备不完善等劣势。因此,在社区急性事件的救治中,医护人员责任更加重大。社区护士要扬长避短,最大限度地及时救治患者,做好初步急救工作,避免病情恶化,以有助于患者后续治疗。

(二)社区急性事件的预防措施

社区急性事件的预防措施包括:社区护士通过社区评估,发现各种危害健康的危险因素;对社区人群进行各种预防急症的健康教育;普及应对社区急性事件的预防和处理措施。

1. 社区及周边环境评估　仔细评估社区及周边环境,如交通状况、周边餐饮状况等;掌握各种可能与社区护理工作有联系的机构、场所的详细信息,如附近医院、公安部门、社区活动中心等;重视现存问题的同时关注潜在危险因素,例如小区内垃圾处置问题对居民健康的影响、社区内广场舞致噪声污染等。其中有些问题可请相关部门进行干预。

2. 社区居民健康评估　了解社区居民的人口社会学资料,包括人口总数、性别、年龄、职业、疾病谱等。建立居民健康档案,尤其重点关注如慢性病患者、空巢老人、高龄产妇、学龄前儿童等,应详细登记家庭住址、联系电话等信息,以便发生紧急情况时能及时到达现场,开展紧急救护。

3. 开展有针对性的宣传教育

(1) 针对不同人群进行宣传教育:针对老年人反应较迟缓,行动不便,易发生跌倒、碰伤等意外情况,社区护士要建议老年人及其家人在屋内老人活动的场所如床边、厕所、浴室等安装扶手,常行走的通道不放障碍物,老年人外出时应注意台阶和门槛。针对婴幼儿无安全意识、顽皮好动的性格,社区护士要提醒家长消除各种可能造成意外伤害的危险因素,如药品、剪刀、热水壶等危险物品应放置于高处,防止婴幼儿触摸家用电器及电源插头,防止各种危险攀爬动作,防止细小物品被吞咽等。针对慢性病患者,要加强相关疾病知识的宣讲,教会患者自我检测疾病、自我护理的方法,强调随身携带药品和联系卡片的重要性。

(2) 针对不同季节进行预防宣传:许多疾病有明显的季节性,社区护士要针对疾病的好发季节进行防病治病的宣传工作。如春季容易发生传染性疾病;夏季容易发生腹泻、食物中毒;秋冬季节容易发生呼吸道感染、皮肤瘙痒症、脑血栓等。

(3) 针对不同灾害进行安全知识宣教:近年来我国自然灾害频发,如地震、台风、洪水、沙尘暴、干旱、泥石流等;人为灾害增多,如火灾、交通伤害、噪声污染灾害、人为踩踏事件等。社区护士应向社区居民提供相关信息,指导居民正确认识灾害,加强各种灾害的安全健康教育。

二、社区急性事件的处置原则与程序

(一)社区救护原则

1. 先排险后施救　在施救前先评估周边环境是否安全,如现场环境对医护人员及患者造成危险,应先将患者转移至安

考点提示:社区救护原则

全的环境中再进行救护。

2. 先重伤后轻伤　如遇大批患者,应根据病情的轻重缓急,优先抢救危重患者,再抢救病情较轻的患者。

3. 先复苏后固定　如有呼吸、心跳骤停并伴骨折的患者,应先采取胸外按压和人工呼吸等心肺复苏术,待心跳和呼吸恢复后,再进行骨折部位的固定。

4. 先止血后包扎　如有开放性伤口并伴大出血的患者,应先采取指压止血、止血带止血等方法进行有效止血,再消毒并包扎伤口。

5. 先救治后运送　如遇急症患者,应把握黄金抢救时间,通过有效救护措施维持患者生命体征的平稳,再送上级医院治疗。在转运途中,要密切观察患者病情变化,必要时采取有效抢救措施。

6. 依照程序与操作规程救护　严格按照抢救程序、操作规程实施救护,避免出现前后重复或遗漏等差错。做好各种医疗文书的填写工作并妥善保管,方便与上级医院进行交接。

📖 知识链接

黄金抢救时间

在正常室温下,心脏骤停 3 秒之后,人就会因脑缺氧而感到头晕;10~20 秒后,人会丧失意识;30~45 秒后,瞳孔会散大;1 分钟后呼吸停止,大小便失禁;4 分钟后脑细胞就会发生不可逆转的损害。一般最佳黄金抢救时间为 4~6 分钟以内,如果错失良机,患者随即进入生物学死亡阶段,生还希望极为渺茫。

(二) 社区救护程序

1. 评估现场　包括现场的安全性及现场可利用的资源。

2. 评判病情　判断病情,先救命再治病。检查气道是否通畅、有无自主呼吸、有无颈动脉搏动、瞳孔大小有无改变,评估患者意识、肢体感觉和运动情况等。

3. 消除病因　根据现场情况,及时消除可能致病的主要因素。如煤气中毒患者,应先将其脱离中毒环境现场,迅速转移到清新空气中。

4. 心肺复苏　判断患者若出现呼吸、心跳骤停,立即实施心肺复苏技术。

5. 请求援助　利用现场人群,可指挥人员拨打急救电话"120"与急救中心取得联系。准确报告患者姓名、性别、年龄、发病时间、地点和具体症状,以及当前的处理措施和自己的联系方式。

6. 给氧与输液　根据患者病情,及时进行氧气吸入,建立静脉通道。

7. 协助转运　经过受伤现场的基本处理后,应将患者迅速平稳地转运到医院,以便进一步治疗。社区护士应选择恰当的转运工具,避免在转运过程中发生二次伤害,并与专业急救人员做好交接工作。

(孙南竹)

扫一扫,
看总结

扫一扫,
测一测

实 训

实训一　编制与修订统计图表

一、实训目的和要求

1. 掌握统计表的基本结构和编制要求。
2. 熟悉绘制统计图的基本要求、常用统计图的适用条件和绘制方法。
3. 能够依据统计表的编制要求,对不能满足编制要求的统计表进行修改。
4. 能够根据资料性质和分析目的选择合适的统计图表,并正确制作。

二、实训内容

1. 某县 1973—1978 年男女结核病死亡率(1/10 万)见实训表 1-1。试将该资料绘制成统计图。

实训表 1-1　某县 1973—1978 年男女结核病死亡率　　　　　单位:1/10 万

性别	结核病死亡率					
	1973 年	1974 年	1975 年	1976 年	1977 年	1978 年
男	103.01	93.01	70.28	72.57	60.25	54.36
女	89.32	86.04	68.12	62.75	49.87	33.51

2. 某医院 2005 年和 2014 年住院病人五种疾病死亡情况见实训表 1-2。试将该资料绘制成统计图。

实训表 1-2　某医院 2005 年和 2014 年住院病人五种疾病死亡情况

疾病	2005 年		2014 年	
	死亡人数	构成比 /%	死亡人数	构成比 /%
恶性肿瘤	58	30.53	40	26.85
循环系统疾病	44	23.16	44	29.53
呼吸系统疾病	37	19.47	29	19.46
消化系统疾病	19	10.00	18	12.08

续表

疾病	2005 年		2014 年	
	死亡人数	构成比 /%	死亡人数	构成比 /%
传染病	32	16.84	18	12.08
合计	190	100.00	149	100.00

3. 2013 年国家第五次卫生服务调查结果显示,住院患者对住院服务总体满意的比例为 67.2%,一般的为 28.4%,不满意的为 4.4%。城市地区,62.3% 的患者表示满意,32.1% 认为一般,5.6% 表示不满意;农村地区,71.9% 的患者表示满意,24.8% 认为一般,3.3% 表示不满意。请完成以下问题:

(1) 请将上述资料用统计表表达出来。

(2) 请根据上述资料,制作合适的统计图。

4. 实训表 1-3 是某学生制作的统计表,请指出其存在的问题,并进行修改。

实训表 1-3　不同溶液冲洗伤口效果比较

	试验组			对照组
	庆大霉素	苯扎溴铵	四环素	生理盐水
总例数	30	30	30	30
感染例数	1	3	5	8
百分比	3.3%	10%	16.7%	26.7%

三、实训方法

1. 课前回顾　复习统计表的基本结构和编制要求、绘制统计图的基本要求,以及常用统计图的适用条件和绘制方法。

2. 学生练习　根据资料性质和分析目的选择合适的统计图表,并应用手工或计算机软件进行制作。

3. 教师总结评价　实训指导教师对学生制作或修改的统计图表进行分析评价。

（吴秋平）

实训二　社区健康档案的建立

一、实训目的和要求

1. 实训目的　通过建立社区健康档案,使学生掌握个人、家庭和社区健康档案的内容,学会建立纸质和电子健康档案。

2. 实训要求　要求学生按照《国家基本公共卫生服务规范》的要求建立一份居民健康档案。

二、实训内容

1. 参观社区卫生服务中心,由档案管理人员介绍社区健康档案的建立和使用情况;或在学校实训室进行角色扮演,模拟建立居民个人健康档案。

2. 掌握建档的对象、健康档案的内容、收集资料的方法、建档的流程及要求。

三、实训方法

1. 依据各地学校的条件,提前布置社区卫生服务中心见习室或实训室,模拟建立居民个人健康档案的实训任务,并指导学生分组,明确各组任务。

2. 学生接受实训任务后,进行分组、讨论,复习巩固建立社区健康档案的知识。

3. 具备社区服务中心见习居民个人健康档案条件的学校,则联系社区卫生服务中心,明确学生到社区卫生服务中心见习的目的及要求。

4. 学生到社区卫生服务中心见习居民个人健康档案的建立,了解建档的方法及健康档案的使用情况。

5. 不具备社区服务中心见习条件的学校,该实训安排在实训室进行。由学生利用教师提供的社区健康档案表格,在实训室进行角色扮演,模拟建立居民个人健康档案。

6. 教师对社区卫生服务中心见习情况或对在实训室模拟建立居民个人健康档案完成情况进行评价、总结。

(吴文君)

实训三 制订社区健康教育计划

一、实训目的和要求

1. 掌握社区健康教育的程序或步骤。

2. 熟悉社区健康教育需求评估、明确健康教育诊断、制订健康教育计划、实施健康教育计划、社区健康教育的评价之间的逻辑关系及各自要点。

3. 制订社会健康教育计划并学会用不同的方式和方法开展社区群体健康教育。

二、实训内容

1. 收集与分析资料 收集社区居民健康教育需求的主观和客观资料,并对其进行分析。

2. 作出诊断 以社区高血压为例进行年度社区健康教育诊断。P:社区成年男性高血压发病率高于全国平均水平。E:不良生活习惯可导致对疾病的认识不足;缺乏高血压影响因素的知识。

3. 制订计划 制订社区成年男性居民高血压防控健康教育计划。

4. 实施计划 按照计划的设计要求,有组织地实施社区健康教育计划。

5. 社区健康教育的评价 社区健康教育的评价贯穿于计划实施的全过程,通过评价控制计划实施质量,以保证达到预期的效果。

三、实训方法

1. 进行分组。按每 10 人分为一组,将一班学生分成若干组。

2. 以组为单位,对高血压健康问题进行健康教育的评估。从社区居民群体高血压状况和社区环境入手,整理和分析社区居民的一般状况、健康状况、生活方式、学习能力、健康知识掌握情况、社区环境、医疗卫生服务资源以及教育者的资料。

3. 进行社区健康教育诊断,根据所收集的资料,确定优先解决的健康教育问题——社区成年男性居民高血压的预防与控制。

4. 制订计划目标,使社区居民特别是男性高血压居民了解高血压对身体的危害和影响血压的相关因素,掌握控制血压的相关知识,提高保健意识和自我管理能力,从而控制血压在正常标准范围内。执行此计划在 2 年后,使男性高血压人数比目前减少 20%。

5. 制订策略

(1) 确定高血压健康教育的方法:将常用的社区健康教育的方法如专题讲座、小组座谈、家庭访视、健康咨询等交叉使用。在计划实施前记录每个教育对象的血压,作为对照资料。

(2) 确定教育对象和教育内容:教育对象是社区居民,重点对象是男性高血压人群,教育内容主要为高血压的危害、控制血压的重要性、控制血压的方法等。

(3) 确定教育材料:幻灯片、电视宣传片、微视频等视听材料;报纸、杂志、宣传手册、宣传板报等文字材料。

(4) 教育人员的组织与培训:成立高血压健康教育组织,召集教育人员开展活动。教育人员包括健康教育专业人员及各卫生部门、社区领导和社区居民。对教育人员进行分工,并进行高血压知识和技能培训。

(5) 安排高血压健康教育日程:如周日上午 9 :00~10 :30,地点在社区活动中心,由健康教育专家就高血压的危害开展讲座,参加人员主要是高血压患者,由高血压工作组织和社区护士负责,需要电脑、投影仪等多媒体器材。

6. 实训结束后,学生以小组为单位完成社区成年男性居民高血压防控健康教育计划,并汇报实训收获和体会。

(熊瑞锦)

实训四 预防接种

一、实训目的和要求

1. 学会预防接种的基本操作技术。
2. 养成严谨认真的工作态度。

二、实训内容

1. 皮内注射接种法

(1) 适用疫苗:卡介苗。

(2) 注射部位:左上臂三角肌外下缘皮内。

(3) 操作要领:用 1ml 一次性注射器或蓝芯注射器配 4.5 号针头吸取 1 人份疫苗。皮肤常规消毒,待酒精干后,左手绷紧注射部位皮肤,右手持注射器,示指固定针管,针头斜面向上,与皮肤呈 5° 刺入皮内,待针尖斜面完全进入皮内后,放平注射器,再用左手拇指固定针栓,但不要接触针头部分,然后注入疫苗,使注射部位形成一个圆形皮丘,针管顺时针方向旋转 180° 后,拔出针头。勿按摩注射部位。

2. 皮下注射接种法

(1) 适用疫苗:麻疹疫苗、乙脑疫苗、流脑疫苗、风疹疫苗和腮腺炎疫苗。

(2) 接种部位:上臂外侧三角肌下缘附着处皮肤。

(3) 操作要领:用 1ml 注射器配上 5.5 号针头,吸取 1 人份疫苗。皮肤常规消毒。绷紧皮肤,右手持注射器,示指固定针柄,针头斜面向上,与皮肤呈 30°~40° 快速刺入针梗长度的 1/3~2/3,放松皮肤,左手固定针管,回抽无血,注入疫苗,快速拔出针头,用无菌干棉球稍加按压针眼部位。若有回血,应更换注射部位,重新注射。

3. 肌内注射接种法

(1) 适用疫苗:百白破联合疫苗、白破联合疫苗、乙肝疫苗。

(2) 接种部位:乙肝疫苗为上臂外侧三角肌中部或大腿中部前外侧肌肉,推荐大腿中部前外侧肌肉。百白破联合疫苗、白破联合疫苗除上述接种部位外,也可选择臀部。

(3) 操作方法:以上臂外侧三角肌注射为例。用 0.5ml 或 1ml 注射器配上 6 号或 5.5 号针头吸取一人份疫苗。皮肤常规消毒。左手将三角肌绷紧,右手以执笔式持注射器,中指固定针栓,将针梗的 1/2~2/3 迅速垂直刺入皮肤,松开绷紧皮肤的手,回抽无血,注入疫苗后快速拔出针头,用无菌干棉球稍加按压针眼部位。

三、实训方法

1. 教师介绍常用免疫接种制剂的接种技术、接种要点,并现场示教。

2. 强调疫苗接种的注意事项

(1) 预防接种操作前应严格进行"三查七对",确认无误后方可进行。三查:检查受种者健康状况和接种禁忌证,查对预防(簿)与儿童预防接种证,检查疫苗、注射器外观与批号、有效期;七对:核对受种对象姓名、年龄、疫苗品名、规格、剂量、接种部位、接种途径。

(2) 疫苗接种剂量应严格按照疫苗说明书使用。

3. 学生模拟练习,教师观察并指导。

4. 评价学生练习情况,对模拟练习中存在的问题进行分析与讨论。

(王媛媛)

实训五　制订糖尿病健康教育计划

一、实训目的和要求

1. 学会制订糖尿病健康教育计划。

2. 掌握糖尿病患者饮食、运动、药物治疗的指导内容。

3. 能够对糖尿病患者进行预防并发症的健康指导。

二、实训内容

(一)制订糖尿病健康教育计划

对案例进行分析,应用护理程序制订糖尿病健康教育计划。

（二）糖尿病患者健康教育的内容

1. 饮食指导　主要内容包括：①向患者说明饮食疗法的重要性,使其重视并了解饮食基本知识。任何类型的糖尿病,无论病情轻重、有无并发症、是否用药物治疗,均应长期坚持饮食疗法。②根据患者身高、体重制订饮食计划,计算出每日总热量,合理分配到三餐。

2. 运动指导　主要内容包括：①运动宜在餐后 30 分钟进行,每次 20~30 分钟,以不疲劳为度,每周 3~4 次最为适宜。②运动前准备,如穿柔软棉线袜、合脚的运动鞋,运动前多饮水,随身携带易于吸收的糖果、饮料等以预防低血糖反应,并佩戴糖尿病病人信息卡。运动前应做 5~10 分钟的低强度活动。③如果发生严重的眼底病变、严重心血管并发症、严重的糖尿病肾病以及严重糖尿病足时,要暂缓运动治疗。

3. 药物治疗　包括口服药物和注射胰岛素。①口服药物包括磺脲类降糖药、双胍类降糖药、α-糖苷酶抑制剂和噻唑烷二酮类降糖药。注意各类药服用时间不同,磺脲类降糖药饭前半小时服用,双胍类降糖药饭后服用,α- 糖苷酶抑制剂饭中服用。②胰岛素注射：教会患者胰岛素注射的方法以及胰岛素注射和储存的注意事项。

4. 并发症预防指导　包括低血糖反应的判断、自救方法以及糖尿病足部护理的方法。

5. 指血血糖监测指导　示范用简易血糖仪测量指血血糖,教会患者使用简易血糖仪测量指血血糖。

三、实训方法

1. 案例展示　患者,段女士,45 岁,已婚,汉族,身高 167cm,体重 65kg。于 2011 年 6 月无明显诱因出现多尿、口干、多饮、多食伴消瘦,就诊于当地县医院,明确诊断为"2 型糖尿病"。患者患病后多次住院,曾应用口服降糖药及胰岛素皮下注射治疗,出院后由于受工作、家庭和经济因素的影响,未规律应用胰岛素及口服药,血糖波动较大。2019 年 5 月 7 日,患者多饮、多食症状加重,并有全身乏力、视物模糊现象,再次入院治疗,经过 21 天住院治疗,病情好转,患者出院后转入社区门诊治疗。

2. 分组讨论案例。

3. 制订糖尿病健康教育计划。

4. 角色扮演,对糖尿病患者进行健康教育。

5. 互评与点评。

（王秀清）

参考文献

［1］ 吕雨梅,李海舟.康复护理学基础［M］.2版.北京:人民卫生出版社,2019.

［2］ 李春玉,姜丽萍.社区护理学［M］.4版.北京:人民卫生出版社,2017.

［3］ 崔焱,仰曙芬.儿科护理学［M］.6版.北京:人民卫生出版社,2017.

［4］ 尤黎明,吴瑛.内科护理学［M］.6版.北京:人民卫生出版社,2017.

［5］ 燕铁斌,尹安春.康复护理学［M］.4版.北京:人民卫生出版社,2017.

［6］ 詹思延.流行病学［M］.8版.北京:人民卫生出版社,2017.

［7］ 姜新峰,王秀清.社区护理［M］.北京:人民卫生出版社,2016.

［8］ 左凤林.社区护理［M］.北京:人民卫生出版社,2016.

［9］ 陈锦秀.康复护理学［M］.2版.北京:人民卫生出版社,2016.

［10］ 李玉明,郝静.老年护理［M］.北京:人民卫生出版社,2016.

［11］ 姜新峰.社区护理学［M］.合肥:安徽大学出版社,2015.

［12］ 鲍秀芹.康复护理学［M］.2版.北京:人民卫生出版社,2015.

［13］ 张小来.传染病护理学［M］.北京:人民卫生出版社,2014.

［14］ 徐国辉,周卓轸.社区护理［M］.2版.北京:科学出版社,2013.

［15］ 赵秋利.社区护理学［M］.2版.北京:人民卫生出版社,2012.